医疗准入那些事

刘笑天　编著

河南科学技术出版社
·郑州·

图书在版编目（CIP）数据

医疗准入那些事 / 刘笑天编著. —郑州：河南科学技术
出版社，2021.7
ISBN 978-7-5725-0367-2

Ⅰ.①医… Ⅱ.①刘… Ⅲ.①医药卫生组织机构－市场
准入－研究－中国 Ⅳ.①R197

中国版本图书馆CIP数据核字（2021）第053306号

出版发行：河南科学技术出版社
　　　　　地址：郑州市郑东新区祥盛街27号　　邮编：450016
　　　　　电话：（0371）65738613　　　65788629
　　　　　网址：www.hnstp.cn
策划编辑：邓　为
责任编辑：张　鹏
责任校对：王俪燕
封面设计：中文天地
责任印制：朱　飞
印　　刷：河南省环发印务有限公司
经　　销：全国新华书店
开　　本：720 mm×1 020 mm　　1/16　　印张：14　　字数：200千字
版　　次：2021年7月第1版　　2021年7月第1次印刷
定　　价：58.00元

如发现印、装质量问题，影响阅读，请与出版社联系并调换。

前　言

医疗机构是个内涵广泛的概念，小到诊所、村卫生室，大到三甲医院，包括公立、民营，分布在城市、农村，保障着人民群众的健康权益。医疗机构从设计规划到完成建设，涉及国土、环境、气象、消防、安全生产、药品监督、发展改革等诸多部门。医院开展业务对药品、高值耗材、医用设备、收费价格等需要许可准入，但这些准入均在医疗机构成立的前提下才能实施，因此，卫生健康行政部门对医疗机构的许可准入，是上述所有部门管理的基础。

医疗机构准入的核心，是以卫健委医政医管部门负责的机构、人员和技术准入为核心，其中尤以医师准入为重。本书介绍的即是这三个方面的准入政策。

笔者自2007年从事医政准入管理工作至今，有幸经历新医改之变局，见证伟大新时代的开端。在宏大的时代背景下，医政准入管理政策不断变化更新，也是改革开放以来前所未有的。2015年以来国家和河南省发布的医疗机构基本标准数量频次，相当于前20年发布基本标准数量的总和，推行"放管服"改革，"二证合一""诊所备案"等新型医疗机构准入形式不断出现，鼓励社会办医渐入佳境，互联网诊疗等新型执业方式方兴未艾。医师准入从单点执业到多点执业，再到区域注册、多专业注册，从纸质证书到电子化注册等，变化之大令人叹为观止。以2020年6月1日正式实施的《基本医疗卫生与健康促进法》为标志，上述新医改取得的成功经验，将逐步以法律法规形式固定下来，在未来长时间内指导全国医疗卫生事业发展。

笔者在河南省卫健委医政医管处工作,该部门既贯彻落实国家政策,又研究制定省内政策。通过微信公众号、微信群、调研走访等形式,了解一线医务人员和审批机关的难题,以在线反馈、撰写文章等方式解答基层同志的疑惑,对常见问题与核心政策的解读逐渐有了一定深度的积累。而促成将其整理成册,正式出版想法的,主要有以下几个原因。

第一,一项新政策出台后,通常需要运行几年时间,各级卫生健康行政管理部门、各级各类医疗卫生机构才能熟悉掌握。现阶段政策不断推陈出新,政策培训似乎不足,而基层卫生健康行政部门人员流动更替频繁,整体队伍对政策掌握理解情况不容乐观,一些基本、核心的医政准入政策还需要反复强调。尤其是各级医疗机构登记权限逐渐下放,县(区)一级管理任务越来越重,基层对政策解读的需求日益增长。

第二,随着社会办医政策逐步落地,大量中小投资者进入医疗市场。部分投资者缺乏医疗行业从业经验,不熟悉医疗卫生事业发展规律,企图把餐饮业、制造业等业态经验照搬到医疗行业,效果通常很差;还有些投资者不了解医疗准入与其他经营的区别,缺乏对医疗本质的了解。但传统的政策传递渠道和政商关系使他们难以获得准确的政策信息。

第三,随着机构变化、人员流动、工作调整等原因,一些行政管理者逐渐离开原有岗位,而相关政策实施一段时间后,又会被更新的政策取代。如能把这些政策制定的背景以及思路记录下来,不仅可以帮助基层同志更好地理解政策,指导医疗投资人少走弯路;也可以把这些智慧结晶保存在历史长河里,使后来者知道前人走过的路,或有助于在前人基础上更进一步。

当一个人发现自己的责任越来越重,而可以请教的人越来越少时，他必须学会思考，而思考的过程是痛苦的。熊培云的《寻美记》提到这样一个故事：

在美国费城制宪会议现场，经过漫长的几个月的讨论，大家依旧争执不下的时候，年迈的富兰克林发言说："主席先生，首先我必须承认，对于这部宪法的部分内容，目前为止我并不尽然同意，可我也不敢说，我永远也不会赞成。我的岁数这么大了，不乏原以为自己眼光正确，可是后来经过深入了解，周详考虑，却不得不改变看法的经验，甚至有许多我一度以为正确的重大事件，事后却发现大谬不然。因此，我的年纪越大，反而越不信任自己的判断，越发看重他人的判断。许多人总以为自己的一派拥有全部真理，只要别人的意见和自己不一样，就一定都是错的……先生，我之所以同意这部宪法，是因为我觉得恐怕再也找不出比它更好的了，而且我也不敢说它是最好的。我愿意为了公众福祉，牺牲我认为宪法中存有错误的看法。"

古人云"治大国如烹小鲜"，大致也是这个道理。从事一种工作久了，日常事务驾轻就熟，好像在同一条河流里顺风顺水习惯了，知道风会从哪里来，水会往哪里去，其实我既不是风，也不是水，只是江水中的一条船，就怕随波逐流而不自知。也许内心里想寻找另一条江、另一片水，甚至另一艘船，听听不同的声音，接触不同的想法，让心灵受到历练，以便找到正确的方向，也是写这本书的目的之一。

出版这样的书是极少的，遇到的困难比预想的要大得多。所幸各界人士给予了大力帮助。国家卫健委医政医管局郭燕红，以及先后在医疗机构任职的李大川、张文宝、姚德明、付文豪、贾丹丹等同志，多年来指导我学习掌握医疗机构和医师准入政策。国家医学考试中心王县成、温吉元、黄广仕、张颖、张赛一等同志在医师资格考试方面给予我很多帮助。河南省民政厅社会组织管理局王凌霄、沈若为长期与我交流民办非营利性医院政策，郑州市中级人民法院行政审判第一庭胡涛、审判管理办公室王娟丽指点我学习民法与行政法、法人主体资格法律知识，国浩律师（郑州）事务所郭东亮律师为本书提供了法律指导。河南省发展和改革委员会夏志胜、高鸿勋运筹协调各职能部门，为河南省破旧立新、优化社会办医跨部门办理流程打下了重要基础。河南省卫健委副主任谢李广以及田常俊、李红星两任医政医管处处长均对本书的核定与编写给予了大力支持。在此一并致谢！

由于笔者水平所限，书中错漏之处，敬请广大读者和同行不吝指教，以便修订完善。

编者

2020 年 7 月

目 录

第一部分　医疗准入那些话

医疗卫生准入的特点　　　　　　　　　　　　　　　　　/ 2

医疗机构的概念　　　　　　　　　　　　　　　　　　/ 7

医疗机构的基本标准　　　　　　　　　　　　　　　　/ 11

浅谈医疗机构登记地址和医师注册机构的法律意义　　　/ 15

《医疗机构执业许可证》有效期有多长　　　　　　　　/ 18

一份美容医院《医疗机构执业许可证》上反映出的问题　/ 20

公司能不能办诊所　　　　　　　　　　　　　　　　　/ 22

个体诊所能否登记法定代表人　　　　　　　　　　　　/ 24

诊所能否有法定代表人　　　　　　　　　　　　　　　/ 26

浅谈医疗延伸点政策的理解应用　　　　　　　　　　　/ 29

如何理解"协议委托"医学检验、影像、病理诊断等服务　/ 31

医疗机构什么情况下应当细化二级诊疗科目　　　　　　/ 33

试谈民办非营利性医院变更经营性质的法律依据　　　　/ 35

老三甲，新三甲，谁才是真三甲　　　　　　　　　　　/ 38

一级医院的校验风波　　　　　　　　　　　　　　　　/ 41

个体行医的由来　　　　　　　　　　　　　　　　　　/ 44

需要时间检验的互联网诊疗新规 / 49

"互联网医院"不值钱，值钱的是"互联网化医院" / 51

公立医院接受社会捐赠法律依据探讨 / 55

社会办医定位 / 59

鼓励社会资本办医的三大障碍 / 61

民营、非公立、社会办医疗机构概念杂谈 / 64

民营医院名称核定的"三国乱战" / 67

社会办医大潮下，医疗机构基本标准的进与退 / 71

"验资证明"的来历 / 75

第二部分　医师注册那些事

医师为什么要注册 / 79

从两个案例谈医师注册的性质 / 81

同一人能否同时注册医师和护士 / 84

医师注册系统想要淘汰什么人 / 88

医师首次注册能否注册全科医学专业 / 90

医师尚未取得《医师资格证书》能否变更执业地点 / 93

区域注册可以使编制和待遇兼得 / 96

执业助理医师升执（"助升执"）能否变更执业范围 / 98

在村卫生室执业的执业医师，能加注执业范围吗 / 100

影像医师应该注册哪个执业范围 / 102

医师在医联体内不用办理多机构备案，怎样体现执业合法性 / 105

西医医师开具中成药处方政策解读 / 107

详解乡村全科执业助理医师　　　　　　　　　　　　/ 109

乡村全科执业助理医师直接考执业医师在法理上没毛病　/ 116

是否报考乡村全科执业助理医师，不影响继续当村医　/ 119

报名不可任性，乡村全科执助考生必看的三个要点　　/ 121

从村卫生室剖析执业政策　　　　　　　　　　　　　/ 124

成人教育学历可用于变更执业范围　　　　　　　　　/ 126

医师定期考核不是考试而是总结　　　　　　　　　　/ 129

口腔专业是万能专业吗　　　　　　　　　　　　　　/ 131

如何把握医师多专业注册中的"考核批准"　　　　　/ 133

多专业注册的机构、人员适用范围　　　　　　　　　/ 135

多执业范围的注册与应用　　　　　　　　　　　　　/ 138

多专业注册的价值　　　　　　　　　　　　　　　　/ 141

注册医师变更执业机构时应保留全部执业范围　　　　/ 145

公布单元成绩，即实质上的成绩复核　　　　　　　　/ 148

医师定期考核不合格暂停执业性质辨析　　　　　　　/ 151

医疗美容主诊医师备案渊源　　　　　　　　　　　　/ 153

牢记这六条，妥妥办理医疗美容主诊医师专业备案　　/ 156

第三部分　医疗准入那些思

卫生健康登记机关有无核验申请材料真实性的义务　　/ 161

卫生健康行政部门应当设立专职政策研究部门　　　　/ 165

医疗机构基本标准应取消人员职称门槛　　　　　　　/ 168

医院定级政策的逻辑缺失　　　　　　　　　　　　　/ 172

院后转运管理的难点是如何权衡政府与市场关系　　　　　/ 176

怎样才能证明医院是自己办的　　　　　/ 179

诊疗活动与医疗机构，不是萝卜与筐的关系　　　　　/ 181

诊疗科目与行政许可关系浅析　　　　　/ 184

远去的背影——乡镇执业助理医师资格　　　　　/ 190

公文中以上、以下、以外、以内是否包含本数　　　　　/ 193

别了，医师多点执业　　　　　/ 195

医生高铁施救应定性为见义勇为　　　　　/ 199

献血是感性与理性的完美结合　　　　　/ 202

启动重大公共卫生事件一级应急响应后普通公务员有没有必要
　取消休假上班　　　　　/ 205

医生与医生集团合作时应把握的原则　　　　　/ 207

医生应主动走下"神坛"，越快越好　　　　　/ 210

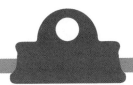

第一部分

医疗准入那些话

医疗卫生准入的特点

随着依法行政观念逐渐深入，行政许可事项管理也越来越规范，各级卫生健康行政单位普遍成立行政审批部门，把原属于医政、中医、妇幼、基层、规划等部门的许可职能集中在一起，这对规范审批程序、提高行政效率、促进社会资本办医起到了很好的作用。

基层同志咨询最多的，主要集中在投资者提出什么要求，办理或者不办理，能否请上级部门提供文件依据。这些问题反映出很多人，包括社会投资者和卫生系统内的同志，对医疗卫生准入的特点还不够了解。

不同行业许可准入特点是不同的。

消防、安全生产领域的许可，刚性内容偏多，弹性空间小。文化、艺术领域的许可，柔性内容比较多，基本上都是原则性规定，准入规则主观性比较强，甚至许可后发现问题也能封杀。

医疗卫生准入的特点是什么？就是刚柔并济！

例如，国家没有制定基本标准的医疗机构不能准入，达不到基本标准要求的也不能准入，这很刚性。医疗机构的级别、床位、诊疗科目等可以随着当地社会经济发展而变化，就比较柔性。

同是数量规定，诊所、门诊部的数量和距离不受限制，但精子库、干细胞库、单采血浆站准入数量卡得超级严。

医师准入方面，通过医师执业资格考试方能取得医师资格，这非常刚性，而医师执业范围没有明显界限，这就偏柔性。

不仅如此，越是发达、稳定的国家，医疗卫生准入的刚性领域越少，柔性领域越多。

我国医师资格考试采取固定分数线，满分600分，360分及格，只要分数超过360分，有多少算多少，全都合格。但是有的国家和地区就不是这样，而是根据人口和医疗需求计算，全国（地区）今年缺多少名医生，那么当年医师资格考试就录取前多少名算合格，排后面的不管分数多少都不要，甚至医学院校也根据医师规划需求决定招生数量。

行政许可大厅必须人员整齐，热情服务，尽量压缩办理时间。有的地方能把医疗机构执业登记许可从受理到发证压缩在4个工作日内办结。但有的国家和地区每年只有一两个月时间受理设置医疗机构申请，其他时间不受理。

事实上，任何一个和平稳定的国家内，要么由卫生管理部门、要么由医保部门、要么由非政府协会控制，都没有完全自由准入的医疗市场，都会受到柔性限制。

宏观原因在于医疗需求是基于人性的、积极旺盛的增长，很容易失去理性，进而造成医疗费用失控，需要政府主动规划调整。微观原因是无法用行政渠道规定疾病发展，必须采取弹性措施。

常有人问医疗机构增设诊疗科目，没有准入标准怎么办？

三级综合医院和个体诊所虽然使用相同的诊疗科目，但在建筑布局、人员配比、设施设备标准、建设指南等方面是不同的。

又有人问：民营医院要在内部另设置门诊部，还不提供理由，有没有文件依据可以受理或不受理？然而每个医疗机构都有自己承担的功能。不提供设置理由，怎么判断它符合当地的医疗机构设置规划？怎么判断两个医疗机构之间的关系？

刚性的好执行，柔性的依据什么？没有明文依据怎么办？怎么解决这个问题？我的建议就是完善当地的《医疗机构设置规划》，用规划指导许可。规划是个好东西，能解决绝大多数问题。

近几年总有人说"社会资本举办的门诊部、诊所不受规划限制"，甚至有医疗卫生行业的领导干部也这样说，我觉得凡是说某种医疗机构不受规划限制的人都不懂医疗规律，至少是不懂法律（《医疗机构管理条例》规定所有医疗机构均须符合医疗机构设置规划）。规划范围很广，不仅可以规定医疗机构的数量和距离，还可以规定诊疗科目、人员数量、设施设备、建筑布局，乃至医疗机构承担的职能，等等。当地人口数量、就医途径、各级别医疗机构情况、大型医用设备、分级诊疗体系、医疗控费等都可以纳入规划，并通过规划实现。

很多人不知道规划的厉害。河南省援赞医疗队有位队员讲过一个真实的故事：

我们的医疗队队员有次乘车外出，看到路边有位当地妇女有大脖子病（甲状腺肿），就主动和她打招呼，介绍她去我们医疗队做手术治疗，后来治好了。患者很高兴，医疗队也很高兴，觉得为赞比亚人民服务了。当地电视台还为医疗队拍了条新闻。就这样慢慢有其他地方大脖子病患者来医疗队治病。

某天，当地政府卫生部门的官员登门，要求我方医疗队停止宣传和收治外地大脖子病患者。他们的理由是，医疗队此举干扰了当地医疗资源规划，影响了医疗资源布局。我方人员听了很吃惊，谁说非洲国家落后，起码人家理念很先进。我们是赞比亚请去援助他们的，违反规划一样不行。

有的同志遇事就向上级要文件，这本没错，但要明白医疗卫生行业是同疾病作斗争的战线，疾病在发展，治疗疾病的经验措施也在发展，不可能每件事都有文件依据，这是行业特点，不是行业缺点。《中华人民共和国公司法》（以下简称《公司法》）把公司的性质、股东条件、设立条件规定得一清二楚，很好执行；而《医疗机构管理条例》对医疗机构设立条件只讲个大概，更多细节是靠一般文件规定的，为什么呢？好调整啊。

另外，真要是凡事都有文件，用机器人就行了，还要审批部门做什么呢？

规划是医疗卫生许可的灵魂，如果没有规划，谁知道当地需要多少家医院、多少张床位才够？某个专科需要多少名医生才够？设置这么多床位需要多少患者才够？没有规划作为依托的卫生许可不过是一张纸而已。

我国长期处于缺医少药状态，对医疗资源需求强烈，对任何能够增加医疗资源的渠道，从许可准入到扶持政策都持欢迎态度，因而医疗卫生规划刚性不足，从政府到卫生从业人员都不太重视规划。

很多规划都有从弹性到刚性变化的过程。从划定 18 亿亩红线，再到国土卫星遥感监测，政府用地规划刚性不断加强。从开始环保攻坚以来，环境规划力度十足。

随着社会经济发展，我国基本医疗资源已经达到一个数量级别，医师总量约有 400 万人，另外有 100 万左右的乡村医生，床位较上一个五年规划期间明显增长，在部分区域已经提前完成 2020 年设置规划任务。按照党的十九大关于社会基本矛盾转换的理论和分级诊疗体系建设要求，已经逐渐到了医疗资源结构调整的时候。医疗机构设置规划经上级主管部门审核同意后报同级政府批准实施，本就可以具备刚性。基层同志如果遇到类似问题，赶快向上级汇报，尽快修订完善当地医疗机构设置规划，不失为好办法。

（2018-04-26）

医疗机构的概念

我曾经见到一份《医疗机构执业许可证》，当时就震惊了。从证书上一眼就能看出发证机关不仅对医疗机构准入政策非常生疏，甚至对整个医疗卫生政策都不明白。这事对我们提了醒，虽然省级机构几乎每年都办培训班，但基层卫生健康行政部门人员更替频繁，整体队伍对政策掌握理解情况还不容乐观，尤其是各级医疗机构登记权限逐渐下放，县区一级管理任务越来越重，而距离政策源最远，这几年财政又压缩培训班次数，急需掌握理解政策的新途径。

有鉴于此，我准备摆个"龙门阵"，不定期介绍一些常用的政策要点。因水平有限，欢迎大家批评指正。本篇说一说"医疗机构的概念"。

什么是医疗机构？大多数人第一反应"就是看病的地方"，其实不准确。《医疗机构管理条例》第三条指出："医疗机构以救死扶伤，防病治病，为公民的健康服务为宗旨。"说明了救死扶伤是医疗机构的宗旨，而如何界定医疗机构呢？《医疗机构管理条例实施细则》第二条规定："条例及本细则所称医疗机构，是指依据条例和本细则的规定，经登记取得《医疗机构执业许可证》的机构。"

判断一个机构是不是医疗机构，不是取决于它能不能看病治病，而是取决于它有没有《医疗机构执业许可证》。

这样的表述方式有两个原因。我国 20 世纪 90 年代初开始，各行各业开始实施行业和人员资质准入，许可的地位比现在重要得多。《医疗机构管理条例》和《医疗机构管理条例实施细则》于 1994 年发布实施，遵从时代背景，强调许可的重要性，这是其一。其二就是，确实有不看病治病的医疗机构。

一、医疗机构的划分方式

1. 医疗机构的种类。《医疗机构管理条例实施细则》第三条规定：医疗机构的类别：

（1）综合医院、中医医院、中西医结合医院、民族医医院、专科医院、康复医院。

（2）妇幼保健院、妇幼保健计划生育服务中心。

（3）社区卫生服务中心、社区卫生服务站。

（4）中心卫生院、乡（镇）卫生院、街道卫生院。

（5）疗养院。

（6）综合门诊部、专科门诊部、中医门诊部、中西医结合门诊部、民族医门诊部。

（7）诊所、中医诊所、民族医诊所、卫生所、医务室、卫生保健所、卫生站。

（8）村卫生室（所）。

（9）急救中心、急救站。

（10）临床检验中心。

（11）专科疾病防治院、专科疾病防治所、专科疾病防治站。

（12）护理院、护理站。

（13）医学检验实验室、病理诊断中心、医学影像诊断中心、血液透析中心、安宁疗护中心、健康体检中心、医疗消毒供应中心、康复医疗中心、护理中心。

（14）其他医疗机构。

2. 划分医疗机构的其他方式。

（1）有无住院床位。医院、妇幼保健院、卫生院等有住院床位，诊所、门诊部等没有床位。康复医疗中心等机构可以有床位，也可以无床位。

（2）按中西医划分。中医医院、中西医结合医院、民族医医院属于中医类医疗机构，其他属于西医类医疗机构。

（3）按级别划分。只有综合医院、中医医院、中西医结合医院、民族医医院、专科医院、康复医院和妇幼保健院有级别；其他医疗机构均无级别。总有人认为乡镇卫生院和社区卫生服务中心有级别，其实没有。我还见过居然有把诊所登记成三级的。

3. 划分医疗机构的独特方式。

（1）按有无医师划分。护理院、护理站等可以无医师，其他均有医师。

（2）按有无护士划分。医学检验实验室、病理诊断中心等没有护士。

（3）按有无诊疗行为划分。医疗消毒供应中心没有诊疗行为，也没有患者。

（4）村卫生室。最少只需要 1 个乡村医生就可执业。乡村医生既不是医师也不是护士，但身兼医师护士双重职责。

（5）按举办主体划分。个人名义能设置的只有个体诊所。其他机构均以法人名义申请。法人也可以设置诊所。

还可以按照经营性质、所有制形式等条件划分。

二、医疗机构的含义

1. 卫生机构。卫生机构包括医疗机构、疾病预防控制中心（防疫站）、采供血机构、卫生监督及监测（检验）机构、医学科研和在职培训机构等，相当于卫生健康委能管理的所有单位统称。如 2013 年以前，计划生育技术服务机构不是卫生机构，原卫生系统与计生系统合并成立卫生计生委后，属于卫生机构。

2. 医疗卫生机构。医疗卫生机构主要指医疗机构，以及在具体事务上接受共同管理的其他卫生机构。在不同语境下，范围可能会变化。如《医疗卫生机构医疗废物管理办法》规定"医疗卫生机构指依照《医疗机构管理条例》的规定取得《医疗机构执业许可证》的机构及疾病预防控制机构、采供血机构"。《2019 年中国卫生健康统计年鉴》主要指标解释中，医疗卫生机构指"从卫生健康行政部门取得《医疗机构执业许可证》，或从民政、工商行政、机构编制管理部门取得法人单位登记证书，为社会提供医疗保健、疾病控制、卫生监督服务或从事医学科研和医学在职培训等工作的单位"。

3. 医疗、预防、保健机构。医疗是指医疗机构，预防是指疾控中心、职业防治院、牙病防治所、血吸虫病防治所等，保健是指妇幼保健院（保健站）等，共同点是可以注册医务人员。如《中华人民共和国执业医师法》（以下简称《执业医师法》）第二条："依法取得执业医师资格或者执业助理医师资格，经注册在医疗、预防、保健机构中执业的专业医务人员，适用本法。"还规定只有在医疗、预防、保健机构试用的医学院校毕业生，才允许报考医师资格考试。

医疗机构的基本标准

医疗机构不仅有分类，还必须有各类别的基本标准。从以下几个方面，可以更好地理解基本标准。

一、功能定位

医疗机构基本标准在医疗资质审批流程中居于重要地位。

《医疗机构管理条例》第八条："设置医疗机构应当符合医疗机构设置规划和医疗机构基本标准。"第十六条第二款规定，执业登记必须"符合医疗机构的基本标准"。符合医疗机构基本标准是设置和执业登记的基本前提。1994年，卫生部下发《医疗机构基本标准（试行）》，其后修订增补，目前分类的几十种医疗机构，小至诊所大到三级医院均有各自的基本标准。国家卫健委多次强调，不得设置无基本标准的医疗机构。对于没有基本标准的医疗机构，各级卫生健康行政部门不予受理设置申请。

二、历史沿袭

我国现代医学史上，先有医疗机构，后有医疗机构分级，最后才有各级别医疗机构基本标准。基本标准首先是各级别医疗机构的具化成像，为明确各级各类医疗机构功能定位提供依托指标。改革开放初期还有方便为医疗机构争取人员编制、经费等待遇的因素，随着社会发展，逐渐演变为医疗机构准入门槛。

三、形式内容

基本标准主要分为床位数量、科室设置、人员、房屋和设备几大部分。代表医疗机构行使职能的最低标准。医疗机构可以超出基本标准建设，但决不允许低于基本标准，每项指标都必须符合要求。不仅在定期校验时，在日常运营中也必须符合基本标准。

1. 床位。对有床位的医疗机构，因专业技术人员数量、建筑面积等都与床位数量直接挂钩，因此，床位数即反映医疗机构规模和收治能力。

2. 科室设置。科室设置包括业务科室和医技科室，指医院内部功能科室，非诊疗科目。两者基本对应。基本标准上列出的科室为必设科室，无论有无业务都应设置，以满足医疗机构职能需要。有的科室没有对应的诊疗科目，可不套用科目准入标准。如二、三级综合医院必设"急诊科"，表示承担区域范围内急救任务，应设置急诊科诊疗科目（科目代码：20）；一级综合医院必设"急诊室"，表示承担院内患者抢救任务，必要时转院，则可设科室而不设置急诊诊疗科目。

3. 人员。一般按照床位／人员或科室／人员关系确定配备系数，人员只能高于系数而不能少。卫生技术人员以具备卫生系列职称为准。如临床药师以人力资源社会保障部门职称证书为准，而非《执业药师证》；注意人力资源社会保障部门颁发证书里原"人事"系和原"劳动"系的区别，如"心理咨询师""健康管理师"不属于基本标准中的卫生技术人员。

4. 房屋。按床位或专业等确定建筑面积系数，建筑面积只能多不能少。

5.设备。基本标准上列出的设备必须有，平时不用也得备着。考虑到1994年的标准很老了，目录上有些设备已经被市场淘汰，现在一般要求新购设备必须具备基本设备的功能。

6.规章制度。结合自身实际形成全套规章制度。

7.注册资金。卫生健康行政部门已取消该项审核。《医疗机构执业许可证》副本上此栏目可空白不填或划去。

四、制定主体

《医疗机构管理条例》第八条："医疗机构基本标准由国务院卫生行政部门制定。"目前，国家卫健委作为国务院卫生健康主管部门，全面负责卫生健康行业标准制定工作。

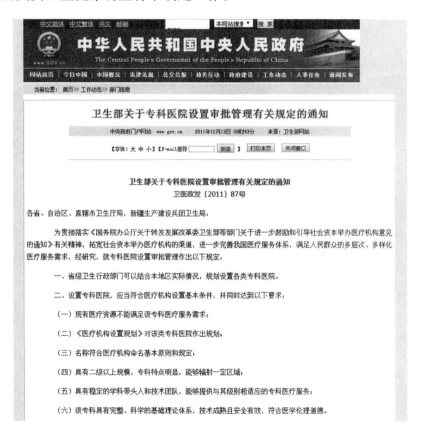

作为补充，国家卫健委对省级留有口子。《医疗机构基本标准（试行）》规定："少数地区执行本标准确实有困难的，可由省、自治区、直辖市卫生行政部门根据实际情况调整某些指标，作为地方标准，报卫生部核准备案后施行。"

《卫生部关于专科医院设置审批管理有关规定的通知》（卫医政发〔2011〕87号）授权省级卫生健康行政部门可以设置二级以上专科医疗机构基本标准。

为鼓励社会办医发展，依据上述文件，省级多有制定基本标准。如河南省制定过《二级创伤显微外科医院基本标准（试行）》《二级眼科医院基本标准（试行）》《二级糖尿病医院基本标准（试行）》等多个专科医院基本标准。广东省制定下发二级眼科医院、眼科门诊部和眼科诊所基本标准。

基本标准格式简单，不好把握。为方便基层，河南省出台《二级综合医院执业登记评审细则（试行）》《三级综合医院执业登记评审细则（试行）》等多部执业登记评审细则，与基本标准搭配使用。评审细则分为医疗、护理、院感、后勤等十几部分共百余项，每项设分值，总分1 000分，评审得800分为合格。执业登记评审细则简单明了，既可用作基层验收依据，也可指导投资人，受到一致欢迎。需要注意两点：

1. 执业登记评审细则不是许可门槛，个别专科医疗机构没制定执业登记评审细则的，不能因此拒绝许可。

2. 在不违背上位法规和基本标准的前提下，各级卫生健康行政部门可以制定本地的执业登记评审细则，不是必须省级出台。

（2020-05-14）

浅谈医疗机构登记地址和医师注册机构的法律意义

依据《医疗机构管理条例》《医疗机构管理条例实施细则》规定，医疗机构执业登记时，应当登记"名称、地址、主要负责人"等。

举办医疗机构的法人已经登记过地址，是否需要登记医疗机构呢？

答案是肯定的，由于同一法人可能举办多个不同类型医疗机构，因此，每个医疗机构均应分别登记地址以示区别。

1. 医疗机构登记地址的法律意义。

（1）医疗机构地址是确定卫生监督等行政管理管辖权的依据。

（2）医疗机构地址是明确诉讼、审判管辖权的依据。

（3）医疗机构地址是核定医疗机构名称的依据之一。

（4）医疗机构地址是确定收受、送达法律文书的依据。

（5）在涉外民事法律关系中，医疗机构地址是确认准据法的依据之一。

（6）医疗机构地址是承担医疗卫生权利与义务的依据之一。

2. 医师注册主要执业机构的法律意义。

（1）接受主要执业机构的业务管理。

（2）接受主要执业机构委托开展职务行为。

（3）承担医疗管理政策规定的权利和义务。

（4）明确行政监督管理管辖权。

（5）明确司法管辖权。

实践中有一种认识，认为医疗机构和医师的执业行为仅限于医院院墙内，超出地址登记范围则违规。实则不然，登记地址和注册机构虽然依托于物理地址，但更多体现法律意义，是抽象而非具体概念。

首先，医疗机构的服务能力不仅不局限在院墙内，还有可能超越地域，形成一定区域内的辐射力。

如国务院办公厅《全国医疗卫生服务体系规划纲要（2015—2020年）》规定："省办医院主要向省级区域内若干个地市提供急危重症、疑难病症诊疗和专科医疗服务，接受下级医院转诊，并承担人才培养、医学科研及相应公共卫生和突发事件紧急医疗救援任务。"

卫生部《关于医疗机构命名有关问题的批复》（卫医政函〔2009〕80号）规定："医疗机构名称中含有地域名称的，其服务功能和服务范围应当能够覆盖地域名称所包含的区域范围。"

医疗机构可通过医共体、专科联盟、托管、对口帮扶、签约合作、人才培训带教等多种方式开展区域间服务。

其次，医师开展职务行为也不受物理地址限制。

对口帮扶、外出会诊、义诊等有明确手续证明为职务行为的，自然不用多说。其实只要医师处于医疗机构有效管理下开展指定工作，均应视为职务行为。如在"互联网＋医疗健康"背景下，医师身在医疗机构外，接受所在医疗机构安排，通过指定方式在能力技术范围内开展的远程执业活动。

（2019-01-31）

《医疗机构执业许可证》有效期有多长

经卫生健康行政部门执业登记，核发《医疗机构执业许可证》，医疗机构即可开诊营业，医疗资质有没有有效期？

答案是没有。医疗资质是长期有效的资质，没有固定期限。只要经许可进入医疗行业，除非是自己不想做了主动退出，或者严重违法被强制停业，医疗资质将一直有效。

取得医疗资质是否意味着高枕无忧，一劳永逸？

不是的，取得医疗资质只是开始，医疗行业还有很多日常监管措施，如定期校验等。根据国务院《医疗机构管理条例》和原卫生部《医疗机构校验管理办法》规定，床位在 100 张以上的综合医院、中医医院、中西医结合医院、民族医医院以及专科医院、疗养院、康复医院、妇幼保健院、急救中心、临床检验中心和专科疾病防治机构校验期为 3 年；其他医疗机构校验期是 1 年。

诊所、门诊部、村卫生室等小型医疗机构与群众生活比较密切，由于它们每年都需要接受校验，所以很多人把医疗机构校验叫"年审"。当然这个不够准确，因为很多大型医院校验期是 3 年，但能明白意思。

《医疗机构执业许可证》有没有有效期？

答案是有。有效期是校验周期的 5 倍。诊所、门诊部、村卫生室校验期是 1 年,《医疗机构执业许可证》的有效期就是 5 年。大型医院校验期是 3 年,《医疗机构执业许可证》有效期就是 15 年。

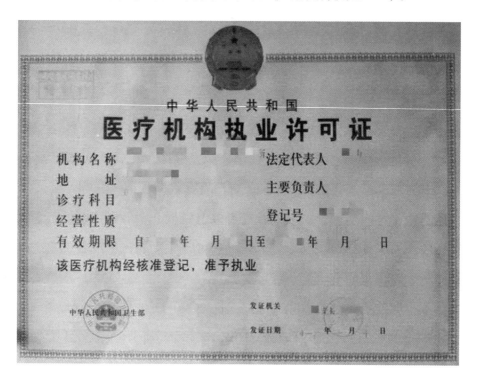

为什么医疗资质长期有效,而《医疗机构执业许可证》却有有效期? 它和校验期有什么关系?

这要从《医疗机构执业许可证》本身设计情况说起。

《医疗机构执业许可证》是医疗资质的凭证,分为正、副本,正本登记医疗机构相关事项的当前状态,而副本登记医疗机构相关事项的变迁情况和校验情况。某个医院哪年哪月增设哪个诊疗科目,获得什么备案资质,法定代表人变更、通过校验等,都要登记在副本上供查询。

但是副本容量有多大呢? 里面一共有 5 张校验记录页,可以记录

5次校验结果，以及几张空白备注页，容量有限，总有用完的时候，不能无限止记录下去。所以原卫生部规定《医疗机构执业许可证》的有效期就是医疗机构校验期的5倍，即分别为5年或15年。

你可能会问，假如副本里面有10张校验记录页，是不是证书有效期就是校验期的10倍？这还真有可能。不过《医疗机构执业许可证》格式是国家统一规定的，从最开始到现在没有变过，副本里始终是5张校验记录页，所以这个假设就无法验证成立。

如某医院登记事项发生变更，《医疗机构执业许可证》正本应随时更新换新证，换证后有效期连续计算，副本登记变更事项继续使用，直到校验记录用完后换全套新证，有效期重新计算。

（2018-06-26）

一份美容医院《医疗机构执业许可证》上反映出的问题

　　某日见到河南省某市审批的一家医疗美容医院执业许可证，简单说几点看法：

　　1. 登记事项完整，文字表述标准，如医疗机构类别、经营性质、所有制形式等填写干净利落。诊疗科目设置符合美容医院基本标准要求。

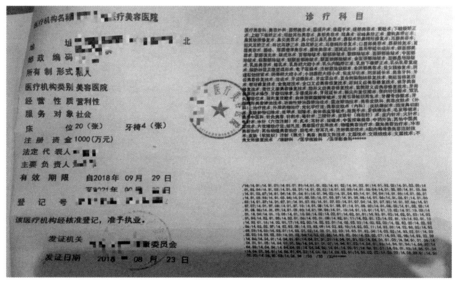

　　2. 该院设 20 张床位，依据《医疗机构管理条例实施细则》规定，校验期应为 1 年。根据原卫生部规定，医疗机构执业许可证有效期应为校验期 5 倍，即应为 5 年。而该证书有效期为 3 年，与规定不一致。

3.发证日期与有效期开始日期不一致，说明首次发证后曾有变更登记事项，后以变更登记日期为开始重新计算有效期，表示对执业许可证有效期的理解不正确。正确的方式应为原有效期截止日期不变。

4.一级医疗美容诊疗科目下分设4个二级诊疗科目，分别为美容外科14.1、美容牙科14.2、美容皮肤科14.3和美容中医科14.4。国家没有规定三级诊疗科目，而该院登记了三级诊疗科目，还分别编了代码。不过没有《医疗美容项目分级管理目录》规定的美容外科四级项目。

简评：审批部门工作人员对常见登记项目和登记规则比较了解，一般性操作熟练，对难度大、风险高的项目把关严格，但对较深层次的管理政策掌握理解有欠缺。

医疗美容医院必须核定美容项目，而国家没有规定美容项目的公布形式。因此，基层审批部门往往结合实际发挥主观能动性创造新的管理形式。对医疗机构获批的美容项目，有的以文件形式下发，有的打印粘贴到医疗机构执业证书副本备注页。

对于以净化医疗机构执业环境，维护医疗秩序为目的，而不违反法规的创造性管理措施，不宜简单否定。本例中审批部门将美容项目全部打印到诊疗科目栏，显然为达到公示约束作用，应当肯定其初衷，不过自行创制三级诊疗科目和代码却有些过头。建议在保持主观能动性的同时，进一步规范行政行为。

（2019-04-03）

_____

注：后经核实，证书上的三级诊疗科目并非该市卫健委自行创制，而是《医疗机构注册联网管理系统》中提供的功能。说明此做法应为某个省级卫生健康行政部门制定。但省级没有制定诊疗科目的权限，因此该功能仍不规范。

公司能不能办诊所

诊所是专门一类医疗机构，卫生部在 1994 年下发《医疗机构基本标准（试行）》中，就有诊所的基本标准。2010 年卫生部修订了诊所基本标准，把原来各种专科诊所基本标准统一为一个通用基本标准，方便了基层医师和群众。

由于《执业医师法》第十九条关于个体执业的规定很明确："申请个体行医的执业医师，须经注册后在医疗、预防、保健机构中执业满五年，并按照国家有关规定办理审批手续；未经批准，不得行医。"

因此，普通人对诊所的主观印象就是个体诊所。那么是否只能以个体行医方式设置诊所，公司等其他法人能否设置？目前各省理解不一，有的同意放开，有的仅允许个人申请设置诊所。

看下面几处条文：

1.《医疗机构管理条例》第六条第二款规定：机关、企业和事业单位可以根据需要设置医疗机构，并纳入当地医疗机构的设置规划。

2.《医疗机构管理条例》第十四条规定：机关、企业和事业单位按照国家医疗机构基本标准设置为内部职工服务的门诊部、诊所、卫生所（室），报所在地的县级人民政府卫生行政部门备案。

3.《医疗机构管理条例实施细则》第二十四条规定：法人和其他组织设置的为内部职工服务的门诊部、诊所、卫生所（室），由设置单位在该医疗机构执业登记前，向当地县级卫生行政部门备案，并提交下列材料：

（1）设置单位或者其主管部门设置医疗机构的决定。

（2）《设置医疗机构备案书》。

卫生行政部门应当在接到备案后15日内给予《设置医疗机构备案回执》。

4. 原卫生部《关于印发〈诊所基本标准〉的通知》（卫医政发〔2010〕75号）没有对设置主体做出限制性规定。

综合上述规定可以推知，早在20世纪90年代国家就意识到，个体执业相对于大型医疗机构，要制定更加详细的要求和条件，因此，《执业医师法》用专门条款对个体行医提出了要求。同时国家允许法人和其他组织举办诊所，根据其对社会服务和对内部职工服务进一步有所区别，对为内部职工服务的诊所，用"备案"取代"医疗机构设置审批"，门槛较低，更加方便基层群众就医。

因此，从法规角度，公司可以设置诊所。唯一的障碍是当地的《医疗机构设置规划》。目前国家已经放开诊所的规划限制，不再要求限制区域内诊所的相互距离和数量，所以这一障碍就没有了。

需要注意的是以公司名义设置诊所，仍应遵守《执业医师法》和《医疗机构管理条例实施细则》等有关规定，即诊所负责人应是同一专业执业满5年的执业医师。

（2018-12-10）

个体诊所能否登记法定代表人

医师个体执业是《执业医师法》规定的情形，一医一护即可申请设置个体诊所，经执业登记核发《医疗机构执业许可证》，证书登记栏目中既有"法定代表人"也有"主要负责人"，个体诊所能否填写"法定代表人"呢？

首先了解法定代表人的概念。

依据《中华人民共和国民法通则》（以下简称《民法通则》）第三十八条："依照法律或者法人组织章程规定，代表法人行使职权的负责人，是法人的法定代表人。"也即法人才有法定代表人。

什么是法人？

《民法通则》第三十六条：法人是具有民事权利能力和民事行为能力，依法独立享有民事权利和承担民事义务的组织。法人的民事权利能力和民事行为能力，从法人成立时产生，到法人终止时消灭。

法人应当具备下列条件：

1. 依法成立。

2. 有必要的财产或者经费。

3. 有自己的名称、组织机构和场所。

4. 能够独立承担民事责任。

法人是法律上拟制的人，是与自然人相对的一个概念。常见法人有公司法人（《公司法》）、事业单位法人（《事业单位登记管理暂行条例》）、民非法人（《民办非企业单位登记管理暂行条例》）等。

医师个体执业构不成组织，诊所不是法人，即没有法定代表人。申请设置诊所的医师只能填写为"负责人"。

需要注意的是，同为诊所，法人设置的诊所与个体诊所有所区别。医疗机构执业许可是法人获得的医疗资质，如公司设置的诊所，公司法定代表人可以作为诊所的法定代表人。类似还有学校内设医务室，其《医疗机构执业许可证》上法定代表人一般是校长。

实践中常有一种现象，某医师与出资人合作，以医师名义申请设置个体诊所，双方为巩固关系，登记时申请将出资人登记为法定代表人，将医师登记为负责人。登记机关应明确该医师与出资人的关系是两个民事主体间的民事关系，不涉及行政机关与行政相对人之间的行政管理关系。登记机关应依法核定登记项目，不受其他关系影响。

（2019-04-08）

诊所能否有法定代表人

诊所的《医疗机构执业许可证》上有法定代表人和负责人的项目，是否都需要填写？诊所能不能有法定代表人？

什么样的机构可以有法定代表人？

我国《民法总则》第五十七条：法人是具有民事权利能力和民事行为能力，依法独立享有民事权利和承担民事义务的组织。

《民法总则》第六十一条：依照法律或者法人章程的规定，代表法人从事民事活动的负责人，为法人的法定代表人。

所以，机构能否有法定代表人，取决于机构是否是法人。法人才能有法定代表人，非法人的机构组织则没有法定代表人。

法人如何产生？

卫健委核发《医疗机构执业许可证》，医院才能成立，注销《医疗机构执业许可证》，医院就不存在，看起来医疗机构准入的就是法人。但真的是这样吗？其实不是的。

《民法总则》与《执业医师法》《医疗机构管理条例》都没有授权卫生行政部门成立法人。

因此，《医疗机构执业许可证》只是许可法人开展医疗活动的资质证明，而不是判断法人主体的证明。

医疗卫生行业实际工作中常见的法人来源有三种：企业法人、民办非企业法人和事业单位法人。

企业法人依据《公司法》产生。按照《公司法》规定："公司是企业法人，有独立的法人财产，享有法人财产权。"公司以其全部财产对公司的债务承担责任。营利性医疗机构一般要由工商部门登记核发《工商营业执照》。

事业单位法人依据《事业单位登记管理暂行条例》产生。条例规定："事业单位应当具备法人条件。"登记后核发《事业单位法人证书》。

民办非企业法人在民政部门登记产生。《民办非企业单位登记管理暂行办法条例》规定："民办非企业单位根据其依法承担民事责任的不同方式分为民办非企业单位（法人）、民办非企业单位（合伙）和民办非企业单位（个体）三种。"登记后核发《民办非企业单位法人证书》。

这几种证书基本涵盖所有类型的医疗机构举办主体。也就是说，有了《工商营业执照》《事业单位法人证书》《民办非企业单位法人证书》等证书才能说具备了法人资格。《医疗机构执业许可证》是卫生计生行政部门允许这些法人开展医疗行为的资质证明。

因此，诊所能否有法定代表人，就看诊所举办主体是否是法人。

大多数诊所属于以个人名义申请设置的个体诊所，在工商行政管理部门登记为个体工商户，可以开展民事活动，但不是法人，因此，没有法定代表人。依据《执业医师法》申请并符合条件的申请人作为诊所负责人。

假如举办诊所的是法人，可以产生法定代表人并登记在《医疗机构执业许可证》上。同时应当有符合《执业医师法》规定条件的医师作为诊所负责人。

需要注意的是，企业法人和非企业法人依据章程自主产生法定代表人；事业单位法人由上一级主管部门任命法定代表人。卫生行政部门既无权产生法人，也不能干预法人产生法定代表人（法律规定个别禁入条款除外）。在《医疗机构执业许可证》上登记法定代表人是履行《医疗机构管理条例》规定的登记职责，不宜理解为行政许可。

浅谈医疗延伸点政策的理解应用

2001 年，卫生部通过批复形式明确了医疗延伸点，其概念大体为医疗机构为满足特定需要，在本机构外设置的医疗场所，用以延伸提供本机构某些医疗服务。把握医疗延伸点政策，可从以下几个方面入手：

1. 卫生部通过批复形式明确医疗延伸点，意味着医疗延伸点不是普遍性政策，仅在特殊情况下适用。医疗机构应保持医疗服务、医疗质量与安全管理等功能完整，具备独立运行能力。医疗机构设置的延伸点脱离管理单元，只能提供简单的、风险较低的医疗服务。

2. 医疗延伸点是医疗机构医疗服务的延伸，其设置主体必须是医疗机构本体。医疗机构与第三方联合设置的新机构不属于医疗延伸点。

3. 医疗延伸点的行政、财务应与医疗机构统一管理。凡实行行政、财务分开，独立管理的医疗延伸点，应向设置所在地的卫生健康行政部门申请办理《医疗机构执业许可证》。

4. 由于登记机关同时也是监管责任主体，医疗延伸点不应超出医疗机构登记机关的管辖范围。

5. 医疗机构原则上只有一个名称。医疗延伸点作为医疗机构一部分，不予核定独立名称。

6.医疗延伸点作为医疗机构一部分，在延伸点工作的医护人员视同在医疗机构内执业，不需要办理变更注册或备案手续。

7.医疗延伸点按照变更手续办理，在原登记医疗机构的《医疗机构执业许可证》副本备注栏登记新增加地址，注明为医疗延伸点，同时在正本增加地址。有的地方给批复文件，这不是必备项。

养老机构常引入医疗机构资源设置内设医务室，也可设置医疗延伸点。河南省监狱和公安机关监管场所通过引入社会化医疗资源，也多有办理医疗延伸点业务。

在目前政策大环境下应注意避免两个问题，即公立医疗机构无序设置延伸点挤压社会办医空间，以及民营医疗机构通过设置延伸点规避医疗机构设置规划或降低设置标准。

"一院多址"从办理变更手续角度非常类似医疗延伸点。经过改革开放数十年，国家卫生事业迅猛发展，各级公立医疗机构普遍经历改造建设，医疗机构新建新址同时保留旧址的情况不少。医院迁址是整建制的搬迁，建设新院区，要按照执业登记要求进行验收，以变更手续登记新增地址。

（2019-05-14）

如何理解"协议委托"医学检验、影像、病理诊断等服务

2018 年，国家卫健委、国家中医药管理局《关于进一步改革完善医疗机构、医师审批工作的通知》（国卫医发〔2018〕19 号）中有这样一段表述：

优化医疗机构诊疗科目登记。在保障医疗质量安全的前提下，医疗机构可以委托独立设置的医学检验实验室、病理诊断中心、医学影像诊断中心、医疗消毒供应中心或者有条件的其他医疗机构提供医学检验、病理诊断、医学影像、医疗消毒供应等服务。卫生健康行政部门可以将该委托协议作为医疗机构相关诊疗科目的登记依据，并在诊疗科目后备注"协议"。

如果是为了减轻医疗机构运行成本，为什么不修改医疗机构基本标准，取消医学检验、影像、病理等必设科目，而是通过"协议委托"方式设置相关诊疗科目，两种方式有何区别呢？

通过"协议委托"方式，可以得到：

一是强调委托方的主体责任。协议委托第三方机构提供医学检验、病理诊断、医学影像等服务的前提是保障医疗质量安全，是委托方的责任和义务，不能通过协议委托转移责任。

二是保持医疗机构功能完整。通过协议委托设置诊疗科目，使医疗机构继续符合基本标准，保持基本功能完整，保证区域内群众能够享受相应的医疗服务。

三是推进医疗服务同质化。通过协议委托独立设置的医学检验实验室、病理诊断中心、医学影像诊断中心、医疗消毒供应中心等，可以提升同质化的医疗服务，促进检查结果互认，减少患者重复检查，减低医疗费用。

关于接受协议委托的机构，如何理解"有条件的其他医疗机构"呢？从上述政策取向，可以得出以下判断：

一是合法性。相关机构必须有必要的检验、病理诊断、影像等诊疗科目，具备相应的专业技术力量。

二是先进性。接受委托方有较强的相关业务能力，如独立设置医学检验实验室、肿瘤医院的病理科、区域医疗中心的影像科等，应当明显高于委托方原有业务水平。

三是可及性。接受委托方有能力认真落实委托协议，提供相应医疗服务。如果为了应付而委托超远距离或缺乏足够精力提供服务的机构，则达不到应有的目的。

（2019-03-15）

医疗机构什么情况下应当细化二级诊疗科目

医疗机构的诊疗科目相当于机构的执业范围，分为一级诊疗科目与二级诊疗科目。

大多数中小型医疗机构只需要核定一级诊疗科目。根据 1994 年卫生部《关于下发〈医疗机构诊疗科目名录〉的通知》中规定："一般只需填写一级科目。"因此，一般认为只核定一级诊疗科目的，可以开展该科目下所有业务。

需要注意，卫生部 2008 年《关于医疗机构审批管理的若干规定》中禁止只登记一级诊疗科目的医疗机构开展技术复杂、风险大、难度大、配套设备设施条件要求高的医疗服务项目。

下列情况下需要核定二级诊疗科目。

一、强制要求

1.《医疗美容服务管理办法》将医疗美容科下设为四个跨临床、口腔、中医等不同类别的二级科目，因此，行政部门一般在登记时细化到二级科目。

2.《放射诊疗管理规定》第十六条规定："执业登记部门应根据许

可情况，将医学影像科核准到二级诊疗科目。"

二、成立有二级学科（专业组）

1. 卫生部《关于下发〈医疗机构诊疗科目名录〉的通知》规定："医疗机构凡在某一级科目下设置二级学科（专业组）的，应填报到所列二级科目。"

2.《卫生部关于医疗机构审批管理的若干规定》规定："对在一级诊疗科目下设置二级学科（专业组），且具备相应设备设施、技术水平和业务能力条件的，应当核准登记二级诊疗科目。"

三、评优晋级

1. 国家卫计委发布的三级综合医院评审标准与评审细则中，规定："一、二级诊疗科目设置、人员梯队与诊疗技术能力符合省级卫生行政部门规定的标准。"

2. 国家儿童医学中心设置标准要求"应为三级甲等儿童医院"及"诊疗科目齐全"。

3. 国家级、省级临床重点专科标准等。

医疗机构的级别越高、规模越大，细化二级诊疗科目的需求就越强烈。二级诊疗科目数量越多，代表医疗机构的学科实力越雄厚。

（2018-12-11）

试谈民办非营利性医院变更
经营性质的法律依据

医疗机构的经营性质是什么？

依据国务院办公厅批转国务院体改办等八部门《关于城镇医药卫生体制改革的指导意见》（国办发〔2000〕16号）以及卫生部、中医药管理局、财政部、国家计委关于印发《关于城镇医疗机构分类管理的实施意见》的通知（卫医发〔2000〕233号）有关规定，医疗机构经营性质应核定为营利性或非营利性。

其后在一系列文件和操作中逐渐形成固定模式：政府举办的公立医疗机构必须是非营利性，公立医疗机构与社会资本合作，也只能举办非营利性机构，不能从事营利性活动。社会资本举办医疗机构可自主选择经营性质，在执业登记时核定营利性或非营利性。

民办营利性医疗机构在工商行政管理部门（现在是市场监管部门）进行法人主体登记。民办非营利性医疗机构在民政部门进行民办非企业（单位）法人登记。

民营医院经过10余年的发展，根据各自的发展形势，有的投资人产生了变更经营性质的想法。

对于经营性质的转换，由营利性转换为非营利性路径比较清晰，而由非营利性转换为营利性则比较模糊，目前只有原则性规定。在近10年所有鼓励社会办医的国家级文件里，仅有《国务院办公厅转发发展改革委卫生部等部门关于进一步鼓励和引导社会资本举办医疗机构意见的通知》（国办发〔2010〕58号）里提到：社会资本举办的非营利性医疗机构原则上不得转变为营利性医疗机构，确需转变的，需经原审批部门批准并依法办理相关手续。

但是，通知没有提及具体如何办理转变手续，甚至没有点名"原审批部门"是哪个部门。虽然卫生健康行政部门负责在医疗机构执业登记时核定经营性质，但这种核定权不是来源于法律授权，能否称为"许可审批"，卫生行政部门能否作为"审批部门"存有疑问。

非营利性到底能不能变更为营利性呢？

民办非营利性医疗机构（简称"民非"），医疗机构是资质许可，"民非"是申请资质的法律主体。依据国务院《民办非企业单位登记管理暂行条例》第四条规定，民办非企业单位不得从事营利性经营活动。因此"民非"不能申请变更经营性质为营利性。

当民办非营利性医疗机构投资人企图变更经营性质时，别无他路，只能选择注销"民非"，然后以另个身份申报。

重点来了，"民非"注销最重要内容是什么？资产清算。

国务院《民办非企业单位登记管理暂行条例》第十六条规定："民办非企业单位在办理注销登记前，应当在业务主管单位和其他有关机关的指导下，成立清算组织，完成清算工作。清算期间，民办非企业单位不得开展清算以外的活动。"

清算出的资产怎么处理？

《民办非企业单位登记暂行办法》第六条第八款：民办非企业单位须在其章程草案中载明该单位的盈利不得分配，解体时财产不得私分。

《民法总则》第九十五条规定："为公益目的成立的非营利法人终止时，不得向出资人、设立人或者会员分配剩余财产。剩余财产应当按照法人章程的规定或者权力机构的决议用于公益目的；无法按照法人章程的规定或者权力机构的决议处理的，由主管机关主持转给宗旨相同或者相近的法人，并向社会公告。"

从上述法律条文，不难得出结论：民办非营利性医疗机构在清算阶段不仅不能执业，甚至需要注销《医疗机构执业许可证》。"民非"注销，法律主体消失，医院资产被转移处理，投资人没有适格的身份，也没有可用资产用以申请变更经营性质。因此，民办非营利性医疗机构申请变更经营性质，其实是个死胡同。

投资人在实际运作中，可能采取设备租借、管理权承包、负债经营等方法规避资产清算保全资产，然而这些办法并不影响政策本质。

（2018-09-19）

注：《基本医疗卫生与健康促进法》第三十九条规定"国家对医疗卫生机构实行分类管理"——首次从法律层面规定了营利性与非营利性医疗机构的分类管理原则。

老三甲，新三甲，谁才是真三甲

我国医院分为三级九等。级别代表医院规模和辐射范围，分一级、二级和三级，三级最高，三级医院承担几个区域内的医疗、教学、科研、康复等；等级表示医院的管理、医德医风、医疗质量和医疗安全水平，每级医院分为甲等、乙等与合格三等，甲等最高，因此，三级甲等就是医院的最高等级水平。

1995 年 7 月 21 日卫生部发布《医疗机构评审办法》（卫医发〔1995〕第 30 号），掀开了医院评审的大幕。当时河南省一共有 24 家医院通过评审获得"三级甲等"称号。

其实最早在三级甲等之上还有"特等"，不过没听说哪家医院得过。三级特等医院后来被取消了。

卫生部在第一轮评审中发现了一些问题，认为需要重新顶层设计，决定在全国范围暂停医院评审工作，大家都以为是暂时停止，就等等看吧，没想到一等就是 10 多年。

本来按照《医疗机构评审办法》规定，医院评审周期是 3 年，同时"评审证书的有效期与医疗机构的评审周期相同。评审证书有效期满后，医疗机构不得继续使用原评审证书。医疗机构的等级标识必须与评审证书相符。"

谁知道说好的 3 年，3 年之后又 3 年，卫生部一直没有恢复医院评审，老三甲证书到期后也不知道怎么办，其他医院也不能新申请评审，这24家三甲医院就这么挂着，无论谁问起来三甲医院有哪些，那就是指这24家。

三级医院之间竞争激烈，为了提升水平，院长们各出奇招，ISO 9000质量体系认证、JCI认证等各路认证纷纷上马纵横江湖，不过群众心里还是觉得卫生部的三甲最正宗。

2000年以后随着经济社会和医疗卫生事业发展，三甲医院的地位越来越重要，三甲医院几乎都是当地医、教、研的龙头单位，承担重要的保障群众健康职能，在与医保、银行、政府部门、供货商等洽谈业务时也格外受青睐，同时三甲医院数量不足的问题也逐渐凸显，各地要求恢复医院评审的呼声越来越高。

2011年，卫生部下发《医院评审暂行办法》和《三级综合医院评审标准实施细则（2011年版）》，重新启动医院评审工作。

《医院评审暂行办法》与《医疗机构评审办法》相比，有一些显著的变化。

评审范围从医疗机构收窄为医院。原来乡镇卫生院、村卫生室等医疗机构都要求参加评审，卫生行政部门评审负担较重，现在仅要求医院参加评审。

三级医院评审结果中取消了"特级医院"。

三级医院评审新规定：

1.增加了对新执业登记医院的规定。1995年时新设立的医院很少，评审办法没有考虑新医院。为适应形势，《医院评审暂行办法》规定新设立或新晋级的医院需要运行3年后才能申请评审，并且有不少于6个月的自评期。

2.评审周期由3年延长为4年，评审细则里增加医改和对口帮扶等工作要求。

《医院评审暂行办法》实施以来，河南已经有 22 所三级医院经评审合格，成为三级甲等医院，其中既有 1995 年的老三甲医院，也有 2015 年新申请参加评审的三级医院。目前三级医院评审工作仍在正常进行。

有人问，三甲医院到底是哪几家？老三甲还算不算三甲医院？

三甲医院等级证书的有效期与评审周期相同，就是说三甲医院的有效期是 4 年。

现在 22 所三甲医院，其中第一批 10 家医院是在 2015 年通过评审合格的，有效期到 2019 年到期。最新的 2 家三甲医院是 2018 年评审合格，有效期截止到 2022 年。

这很像我们买食品，不管是买瓶绿茶还是买块面包，都会看保质期对不对？

金城武在电影《重庆森林》里说："不知从什么时候开始，在每一个东西上面都有一个日期。秋刀鱼会过期，肉酱也会过期，连保鲜袋也有保质期。我开始怀疑，在这个世界上，有什么东西是不会过期的呢？"

三甲医院也一样，过了有效期后如果不继续参加并通过医院评审（复核），就变成"前三甲"，不再是现三甲。

（2018-05-08）

一级医院的校验风波

一位投资人来电，说了这么件事儿：

设置在某县的一级综合医院，开设 20 张床位，聘请有 10 名医师、11 名护士及药师、技师等 3 人，共 24 名卫技人员。申请年度校验。

县卫健委审批办给出的意见是：按照《河南省一级综合医院执业评审细则（试行）》"三、人员配备"章节规定进行核定，结果如下：

1. 每床至少配备 0.7 名卫生技术人员，合格。

2. 床位与职工人数比例不少于 1∶1.1，合格。

3. 护士与床位比 ≥ 0.4，合格。

4. 护士总数占卫生技术人员比例 ≥ 50%，不合格。

鉴于人员配备指标是单项否决项，因此要求医院整改，否则无法通过校验。

院方意见：按照 1994 年卫生部下发的《医疗机构基本标准》，一级综合医院要求：一是每床至少配备 0.7 名卫生技术人员；二是至少有 3 名医师、5 名护士和相应的药剂、检验、放射等卫生技术人员。

我院邀请多名专家定期坐诊，依法办理注册手续，因此，医师人数较多。护士主要服务临床工作，我院护士配比人数已经超过了 1994 年卫生部下发的《医疗机构基本标准》中床护比指标要求，已经满足临床工作需要。护士总数占卫生技术人员比例 ≥ 50% 指标应侧重大医院，不应用在小医院。

但县卫健委坚持要求所有人员配备指标必须符合规定，说是全省统一执行的，不是针对哪家医院。投资人非常苦恼，想请我评评理。

这好办啊，多请1名护士不就达标了？投资人说小本生意，养不了太多人。

按照审批办的要求，医院转走2名医师不也就达标了吗？投资人说好几个医师给的酬金不算高，都是凭感情邀请来坐诊的，辞掉的话，人家到别处坐诊收入更多，再想请回来可就难了。主要还是想不通，为什么医师多了反倒不行？

如果不考虑其他因素，单说这个指标，倒是能聊一聊。

2013年河南省卫生厅制定了《一级综合医院执业评审细则（试行）》，通知原文是"为规范医疗机构准入管理，确保医疗机构评审质量，我厅组织制定了《河南省一级综合医院执业评审细则（试行）》，作为一级综合医院执业验收和登记的依据"。

评审细则为千分制，得800分以上为合格，并设置有部分单项否决项，评审细则初衷是为了提升新建医院的质量水平，不是专门针对发文前已经设置的医院。

基层卫生健康行政部门办理医院年度校验时可以结合实际参考这个评审细则，不必严格拘泥于相关指标。比如投资人这件事，如果医师多了判定不合格，主动减少2名医师反而合格，这逻辑显然与政府举办医疗卫生事业满足群众就医需求的目标，以及促进社会办医健康发展的举措不一致，说明要么是工作方法不恰当，要么对文件解读有偏差，在参考执行时就应当适当调整，同时也可以主动请示咨询上级部门，看自己理解执行文件是否有误。

2019年年底，在河南省司法厅组织的依法行政考核会上，我举了这个例子。我的观点是，基层工作有时未做到严格依法行政，除了主观因素，还可能与不熟悉政策背景渊源有关。要做到依法行政，仅做到严格按政策办事是不够的，必须要研究吃透政策，根据工作需要使用最适合的政策才合格。

（2019-12-25）

个体行医的由来

> 网友：老师好！实在抱歉，我又打扰你了。我之前向你请教过申办口腔门诊部的事，你当时建议我最好以公司的名义申请，以法人主体资格申办等。由于你当时没有明说，所以我琢磨了好长时间，始终不明白以公司的名义申办和以个人的名义申办有什么区别。比如以公司的名义申办，是负责人的门槛降低了吗？（是不是负责人可以不是主治医师以上职称，或者执业不满5年的也行？）我个人的理解是，不管以公司名义还是以个人名义去申办，负责人的门槛至少是主治医师以上的职称（并执业也得满5年），不知道我这样的理解对不对。麻烦老师有时间的话帮我解答一下。

《医疗机构管理条例》规定："机关、企业和事业单位可以根据需要设置医疗机构"，"单位或者个人设置医疗机构，必须经县级以上地方人民政府卫生行政部门审查批准，并取得设置医疗机构批准书"。可见机关、企业和事业单位是申请资质的法人。这里面为什么有"个人"？

这个问题可从以下两个方面考虑。

一、政策渊源

根据我国的实际情况，在大力发展国家办和集体办的医疗卫生机构的同时，一直允许少数适合个体开业的医生行医。1963 年，卫生部在总结经验的基础上，制定了《开业医生暂行管理办法草案》，发到各地参照执行。各省、自治区、直辖市也制定了自己的管理办法和实施方案。截至 1965 年年底，全国城乡共有个体开业人员 4.6 万余人。

改革开放后，随着城乡经济放宽政策，兴旺发展，各地广开门路安排闲散人员就业，许多地方又陆续出现了个体开业行医人员。他们除了少数是经过一定的领导机关批准者外，多数是自行挂牌行医的。同时，各地反映和群众来访中要求个体开业的也日渐增多。

当时出现的个体行医的主要是以下一些人：

1. "文化大革命"前领有执照的开业医生。

2. 过去被精简下来的，以及过去因故被开除，现在闲在社会上的医务人员。

3. 这些年社会上出现的一些自称祖传中医或专治某种疾病的人，以及职工或待业青年中的业余医药爱好者。

4. 近年来退休下来的医生，主要是中医，还有一些牙科技工。随着退休制度的建立，这一类人员逐渐增多。

他们行医的方式：一是自己挂牌看病或在药店坐堂；二是由街道组织管理的个体开业行医；三是在集市上摆摊看病，流动行医。

"文化大革命"结束后，百废待兴，当时的情况是个体开业行医事实上已经在许多地方出现和存在，但卫生行政部门的管理工作没有跟上去。结果是，不符合个体开业条件的，包括一些不懂医疗技术的人冒充医生看病，而合乎开业条件，正式申请的人，反而得不到行医的机会。同时，一些人自订收费标准，乱开药方，多搞收入。不少地区，个体行医人数剧增。所有这些情况表明，明确对个体开业行医的政策，加强对个体开业行医人员的管理，是当时一个急待解决的问题。

卫生部在1963年发布的关于《开业医生暂行管理办法》明确规定："个体开业医生是独立脑力劳动者，是社会主义卫生事业的补充。可允许极少数适合开业的医生个体开业。"这条规定，阐明了在我国现有条件下允许和保护个体开业医生存在的政策及其在发展社会主义卫生事业中的作用。现在，为了发挥散在社会上的医生的技术作用，方便群众看病，为四化建设服务，仍然要执行允许个体开业行医的政策。

经过研究，卫生部认为下列三种情况可允许申请开业：一是过去领有开业执照，现在无工作，仍能继续行医者；二是因各种原因，目前未在国家或集体医疗机构工作的中医（包括民族医）、西医、助产士和牙科技工；三是一部分原在国家或集体医疗机构工作现已退休的医生、助产士和牙科技工。

凡属下列情况不得申请开业：一是现在国家或集体办的医疗机构工作的医务人员；二是国家培养的医务人员不服从分配者；三是农村生产大队的赤脚医生。（注：赤脚医生现改名为乡村医生或卫生员。）但在某些经济贫困、群众居住分散的地区，成立医疗机构有困难，也可考虑根据当地的需要，允许经考核合格的赤脚医生个体经营，以解决群众的看病吃药问题。

1980年，卫生部起草了《关于允许个体开业行医问题的请示报告》（以下简称《请示报告》），经国务院批准同意后发全国执行。在20世纪80年代，各级地方行政部门以通知、规划、会议精神等形式，贯彻执行《请示报告》，自此，在"文化大革命"结束后重新开启医师个体开业的大门。

1994 年，《医疗机构管理条例》颁布实施，将"个人"纳入设置医疗机构的申请人之一，第一次以法律形式明确了个体开业地位。1998 年《执业医师法》更高的法律层次进一步明确医师个体执业权利。从此对医师个体执业再无争议。

《医疗机构管理条例》（以下简称《条例》）颁布时，我国卫生事业基本处于计划经济时代，公立医院一统天下，几乎没有民营医院。《条例》将"个人"纳入设置医疗机构申请人范围，是为了保护个体开业权，即医师设置个体诊所，而不是鼓励"个人"设置大型医疗机构。

应当说，《条例》在当时属于结构合理、理念超前的法律，遗憾的是此后直到 2016 年才首次修订《条例》，20 多年来社会办医形势发生较大变化，面对层出不穷的新问题，各地对法规的理解解读逐渐不一致。相比之下，几乎与《医疗机构管理条例》同期颁布的《公司法》（1993 年）已经修订过 5 次。

二、风险博弈

在一般经营活动中，以有限责任公司为法人主体居多，公司仅承担出资额相应的风险；以个人名义经营，好处是费用低，坏处是可能承担无限责任，抗风险能力弱，目前个体开业多在个体工商户层次。以哪种名义经营需要综合考量。

目前设置门诊部以上医疗机构，所需资金动辄数百万，二级以上医疗机构至少数千万，自行购地建设的三级医院起步需要数亿元，经营风险不宜由个人承担。综合上述两方面因素，除个体执业外，不建议以个人名义设置医疗机构。

在实践中，2017 年生效的《深圳经济特区医疗条例》，非常客观地回答了这个问题。即：第二十八条医疗机构申请执业登记，应当符合："非营利性医疗机构已取得成立的批准文件，营利性医疗机构已取得商事主体资格。"

（2019-06-19）

需要时间检验的互联网诊疗新规

2018 年 9 月，国家卫健委发布《关于印发互联网诊疗管理办法（试行）等 3 个文件的通知》，下发《互联网诊疗管理办法（试行）》《互联网医院管理办法（试行）》《远程医疗服务管理规范（试行）》，对发展"互联网＋医疗"提出了新的举措。在国家卫健委官网下载学习后，有一些初步的理解感受：

1. 互联网业务范围扩大。远程会诊为医疗机构之间的业务行为。互联网诊疗既包含远程会诊，也涵盖医疗机构直接面对患者个人开展诊疗活动。

2. 机构门槛低，监管门槛高。实体医疗机构，理论上从三级医院到个体诊所都可以设置互联网医院。每个临床科室需要正副高级职称医师各 1 名，但可以使用多机构备案医师，则该规定似有实无，几乎没有门槛。实际操作中邀请方有 1 名医师即可，包括执业医师（可多机构备案）、执业助理医师或乡村医生均可，受邀方只需 1 名执业 3 年以上的医师。从监管角度，则需要有省级监管平台，互联网医院必须开放数据接口，实现全程留痕等，实操难度不小。

3. 资本身影若隐若现。医疗机构与第三方、第四方等合作，与诊疗行为没有直接关系。卫生行政部门管理互联网诊疗行为，原本只对医疗机构就够了。近年来不少专家主张养老、教育、医疗要成为拉动内需的"三驾马车"，在实体产业无法容纳流动性的前提下，资本瞄上医疗领域。规定里专门篇幅表述医疗机构与第三方合作行为，等于为资本开绿灯留口子，当然也不排除现行规定是主管部门与资本博弈后双方暂时都能接受的结果。

4.部分细节需要进一步明确。"复诊"如何定义？是医师的复诊还是医疗机构的复诊？如患者在 A 医院就诊过，B 医院取得患者电子病历，属不属于"掌握患者病历资料"和"复诊"？设置互联网医院与二级以下医疗机构"二证合一"的关系等，搞明白了，才能更好地实施。

5.互联网诊疗对基层医疗机构的影响需要时间检验。以往慢性病的管理主要由社区、乡镇等基层医疗机构负责，对慢性病、常见多发病的治疗也是基层医疗机构与三级医院错位竞争的传统优势领域。虽然规定表述推动构建有序的分级诊疗格局，弥补医疗资源分布不平衡的差距，但通过互联网诊疗，患者可直接享受三级医院诊疗服务，对基层慢性病和常见多发病治疗不可避免地会产生影响。影响是正向还是负向，影响程度有多大，只有通过时间来检验。

（2018-09-17）

"互联网医院"不值钱，值钱的是"互联网化医院"

2018 年 4 月 28 日，国务院办公厅发布《关于促进"互联网 + 医疗健康"发展的意见》（国办发〔2018〕26 号）（以下简称《意见》），其中规定医疗机构可以加挂"互联网医院"名称。

对于"互联网医院"的称呼，我们并不陌生。

前两年不断接到咨询，有的是社会资本自己，有的是公立医院要和社会资本合作，想成立"互联网医院"，说是南方某省已经开设有互联网医院，医生在网上坐诊看病，在网上开处方、系统接入网上药店，药店直接将药配送到患者家庭；这种模式受到资本推崇，市场前景广阔等。并且这种模式还可以促进优质资源下沉，符合分级诊疗的大形势，想了解政策是否允许可行。

我对外省经验了解不多，但从自身工作角度，左思右想，当时答复是不可行，主要有以下几个原因。

一、互联网的本质

关于对互联网本质的表述，大咖们是这么说的：

马化腾：互联网的本质就是促进信息沟通，使得信息交流和获取的效率更高、成本更低。

张朝阳：互联网的本质——信息的加工聚合，最终实现公众对于事件无限接近真实的了解。

马云：互联网的本质是"分享"。唯有分享才可能把资源都聚拢在一起，而唯有资源聚拢在一起，才可能降低沟通和交易的成本，世界在这个意义上被碾成了一块扁平的大饼，而以往依靠信息不对称而构筑起来的产业链便会被彻底地打破。

李彦宏：Web2.0的蓬勃发展主要是源于其内涵，首先回到互联网的本质上，互联网之所以蓬勃发展起来，是因为人和人之间需要更高效快速的信息沟通方式，所以互联网的第一次商业应用是以电子邮件E-mail开始的。后来，随着互联网技术不断升级，互联网可承载的内容越来越多，互联网才真正焕发了其巨大的商业价值。

丁磊：用户是互联网服务的根本。为用户提供什么样的服务，用户需要什么样的服务，互联网需要什么样的用户，市场份额，等等，我个人觉得用户是我们互联网服务的最重要的出发点之一。

总结下来，互联网的本质有"服务""共享""互动""效率"。从这些本质来讲，互联网是一种工具，它可以改变某种行为，颠覆某种习惯，不过不能触动事物的核心规律。比如电子商务兴起，而"广交会""郑交会"逐渐式微；网络购物方式冲击商铺实体销售，催生了虚拟中介（阿里巴巴）、电子担保（支付宝），推进了现代物流，但是根本的买卖关系没有改变，商品的核心地位没有改变。

二、医疗的本质

曾经有个说法，说是近代以来，没有被工业革命改变的行业只有医疗和艺术。医学经验的总结，技艺的传承，依然如旧，似乎真和技术革命没有关系。清末之前的诊所只有煤油灯，后来有了电力，再后来有了电话，到现在有了互联网，我们并没有叫"电灯诊所""电话医院"，也没有改名"手术医院""抗生素医院"，因为医疗的主体和客体是医生和患者，核心关系是医患关系，医疗的载体是诊疗行为，电灯、电话、手术室、抗生素都无法代替这些要素，目前的互联网也不能。如果哪一天，等 AI 进化几十代，能够完全代替人类医生，也许有可能建立"阿尔法狗医院"。

三、医疗安全的要求

我国法律要求医生必须在医疗机构内执业，我认为是符合医疗规律和我国历史渊源的。原卫生部制定的《医疗机构基本标准》，设定了不同的医疗机构分别承担不同的职能，但是无论哪种医疗机构都有一定的救治能力，保障患者在医疗机构内的安全。

网络诊疗行为非常便捷，但无法实体接触，会损失很多信息源。比如患者自述疼痛部位，某些情况下与实际压痛点不一致。患者在就医时的体征、情绪等变化也很难传递到医方。医患双方面对面的情感交流也被削弱，误诊率将会相当高，从这点说还不如医生在马路边看病，至少能做到望闻问切。

医疗的特点决定群众对医疗服务的需求不是随便有了就行，实际是需要"有效、安全、放心的医疗服务"。

所以"互联网医院"是名不副实或言过其实的，叫"信息化医院"或"互联网化医院"比较准确。

从这次国务院办公厅的《意见》来看，行政部门顶住了资本的压力，没有允许开设无实体的纯网上医院。同时考虑了业务发展需要，做出了一定让步，允许在线开展部分常见病、慢性病复诊。医生掌握患者病历资料后，允许在线开具部分常见病、慢性病处方。

由于医疗机构信息化程度不断提高，在线技术打包销售和服务也很普及，医疗机构开展在线服务门槛很低，加挂"互联网医院"名称难度也不大。资本要的是实利，而不仅仅要个名衔。可以想见资本将继续择机寻求政策突破，而不再青睐贬值的"互联网医院"名头。

从《意见》可知行政部门也认识到"互联网+"在医疗领域的发展前景很大，从健康服务业全体系考虑到"互联网+"的作用。

"互联网+"对于实现分级诊疗，降低医疗费用，提高诊疗准确率都很有用。比如医疗机构建设 HIS 系统、电子病历，实现远程会诊、远程教学、远程心电监护、远程病理诊断等已经实现。随着科技发展，越来越多的个人医用设备也将进入普通家庭，现在有自测血糖仪、血压计，将来设备发展，自己采一滴血，可以（远程）监测更多指标，也许还会有远程的健康监护管理，可以用于居家养老、偏远地区群众就医、幼儿集中场所等。医疗设备的智能化程度更高，使用体验更好。在大数据环境下，对疾病谱、流行病学的分析将更加精准。

（2018-05-21）

公立医院接受社会捐赠法律依据探讨

发生新型冠状病毒感染的肺炎疫情以来，医疗机构和群众使用防护服、口罩、消毒液等防护用品数量猛增，普通三级医院平时日均一次性口罩使用量千余个，现在每天使用数万个，用量剧增数十倍。又恰逢春节假期，受工人放假、物流中断、原料不足等因素影响，防护用品产能还需要一段时间提升才能满足社会需求。在供需缺口期，虽然政府不断提高产能，加强物资管控，部分防护物资仍处在拿钱买不到的状态。

公立医院是医疗卫生行业主力军，也是传染病防治的最后防线。一方面要负责发热分诊、初筛和治疗传染病感染的疑似患者和确诊患者，一方面要保护医务人员不受疾病传染。防护用品不足的矛盾在此背景下被急剧放大，部分公立医院公开向社会募集防护用品物资。

对于公立医院向社会公开募集防护物资，涉及的法律大概有《中华人民共和国突发事件应对法》《中华人民共和国慈善法》《中华人民共和国红十字会法》《中华人民共和国公益事业捐赠法》等法律法规，对公立医院公开征购有以下指导意义。

一、接受社会捐赠有助于政府履行职责

《中华人民共和国突发事件应对法》规定："国务院有关部门、县

级以上地方各级人民政府及其有关部门、有关单位应当为专业应急救援人员购买人身意外伤害保险，配备必要的防护装备和器材，减少应急救援人员的人身风险。"

启动重大公共卫生事件一级响应后，为防疫医疗队和医院医务人员配备必要的防护装备和器材，减少应急救援人员的人身风险，是政府和单位的法定职责。当物资供应困难，政府调度不足，难以保障充足的防护装备器材时，公立医院公开募集可以减轻政府工作压力，协助政府履行法定职责。

二、公立医院可以联合慈善组织合作开展募捐

《中华人民共和国慈善法》第二十六条规定："不具有公开募捐资格的组织或者个人基于慈善目的，可以与具有公开募捐资格的慈善组织合作，由该慈善组织开展公开募捐并管理募得款物。"《中华人民共和国红十字会法》第十九条规定："红十字会可以依法进行募捐活动。募捐活动应当符合《中华人民共和国慈善法》的有关规定。"

公立医院不具备法定公开募捐资格，不能组织募捐活动，但可以与具备资格的组织合作开展募捐，这样的组织包括慈善总会、红十字会等组织。公开募捐需要严格按照程序办理。

三、公立医院可以独自接受社会捐赠

《中华人民共和国慈善法》第三十五条规定："捐赠人可以通过慈善组织捐赠，也可以直接向受益人捐赠。"《中华人民共和国公益事业捐赠法》规定："本法所称公益性非营利的事业单位是指依法成立的，从事公益事业的不以营利为目的的教育机构、科学研究机构、医疗卫生机构、社会公共文化机构、社会公共体育机构和社会福利机构等。"

自然人、法人或者其他组织可以选择符合其捐赠意愿的公益性社会团体和公益性非营利的事业单位进行捐赠。捐赠的财产应当是其有权处分的合法财产。《中华人民共和国合同法》规定："赠与合同是赠与人将自己的财产无偿给予受赠人，受赠人表示接受赠与的合同。"

公立医院虽然不能组织募捐活动，但可以依法接受捐赠。应注意不同法律规范的捐赠和赠与，在实践中有较大区别。

四、公立医院接受捐赠的形式多样

《中华人民共和国慈善法》规定："捐赠人捐赠的财产应当是其有权处分的合法财产。捐赠财产包括货币、实物、房屋、有价证券、股权、知识产权等有形和无形财产。"《中华人民共和国公益事业捐赠法》规定："捐赠人可以与受赠人就捐赠财产的种类、质量、数量和用途等内容订立捐赠协议。捐赠人有权决定捐赠的数量、用途和方式。"

五、公立医院需在监督下接受捐赠

《中华人民共和国公益事业捐赠法》规定："受赠人每年度应当向政府有关部门报告受赠财产的使用、管理情况，接受监督。必要时，政府有关部门可以对其财务进行审计。"《卫生计生单位接受公益事业捐赠管理办法（试行）》规定："会计年度结束后，受赠单位应当将本年度接受捐赠财产情况在年度财务报告中专门说明。受赠事业单位应当按照财政部门规定的部门决算报表要求，一并报送上级主管部门和财政部门。"

六、公立医院接受的捐赠物资应服从政府统一调配

《中华人民共和国突发事件应对法》："有关人民政府及其部门为应对突发事件，可以征用单位和个人的财产。被征用的财产在使用完毕或者突发事件应急处置工作结束后，应当及时返还。财产被征用或者征用后毁损、灭失的，应当给予补偿。"在应对疫情期间，地方政府多成立疫情防控指挥部，统一物资调配，优势在于：避免捐赠物资分布不均衡平衡需求；便于统一受捐物资品质；节约各医院精力。不管怎么选择，核心要务是保障充足的防护设备和器材。

（2020-02-02）

社会办医定位

随着国家鼓励社会办医力度逐渐加强，各项惠医政策不断落地，一些投资人看准医疗服务市场前景，计划举办民营医疗机构，但对办医定位有些模糊。从卫生健康管理角度，社会办医定位有几个关键点：

一、营利性与非营利性

投资人可自主决定经营性质，选择举办营利性与非营利性的医疗机构。一些基层地区的投资人倾向于选择非营利性，认为非营利性医院可以赢取患者信任。而从民法、行政法等规定分析，举办非营利性单位相当于为社会做贡献而不取回报，也不能收回投资。营利性单位则有利于事业与资本结合，进退有余。

二、机构类别

医院是知识与资本密集型单位，大型综合医院场地面积需求大，需要配置较多科室、人员和医用设备，运行成本高。至少三四年才能达到盈亏平衡点。对企业现金流和债务管理能力要求高。大型企业或投资集团初入医疗市场，为彰显实力、快速打造品牌，倾向于举办大型三级综合医院。中小投资者多投资连锁诊所、门诊部、专科医院等小型医疗机构，管理结构简单，容易调整运营模式。

三、品牌经营

医疗机构塑造品牌除政府引导外，主要靠口碑传播，美誉度形成慢，一旦形成则持久力长。医疗行为本身利润率不高，打造自有品牌还是使用现有品牌，对运营成本有明显影响。

四、是否依赖医保

中小型民营医疗机构引流能力有限，取得医保资质，是保证患者来源、增加稳定收入的重要方式。但应注意，一方面使用医保资金意味着与公立医院执行相同收费价格和药品目录，另一方面医保资金流转慢，对现金流影响较大。投资人应根据自身情况决定要不要申请，以及多大程度上依赖医保。

（2019-09-12）

鼓励社会资本办医的三大障碍

近年来，国家每隔一段时间都会出台鼓励和引导社会资本办医的政策，各级政府、部门也逐渐重视此项工作，列入议事日程。社会资本办医呈现蓬勃发展势头，社会办医机构数量、床位数量、从业人员数量等稳步增长，到 2020 年年底，社会资本办医有望在数量规模达到总量占比的 20%，完成战略目标。

在良好势头的背后，社会办医机构数量增长了，但医疗服务量的总量占比不高，在开展高新技术项目、科研创新能力方面有亮点的更是凤毛麟角。社会资本办医取得现有成绩主要是部门系统内部挖潜的成果，要想百尺竿头更进一步，难度将比以往大得多。最主要有三个问题：

一、法律障碍难破解

为推进社会资本办医，卫生部门几乎挖尽了部门内部潜力，连延续 20 年的医疗机构设置—执业登记两步准入，都已经在二级以下医疗机构上合并为一步，再往下挖只能取消许可了，但这需要修改《医疗机构管理条例》，并且放眼全球，开设医疗机构不要许可的，闻所未闻。

我曾收到一份鼓励社会办医征求意见稿，上面写着建筑面积 300

平方米以下的医疗机构不需要办理消防备案，我觉得 300 平方米只能建个诊所，而《医疗机构基本标准》规定综合门诊部的最低面积是 500 平方米，把 300 平方米改到 500 平方米不就能扩大覆盖面了吗？但是沟通后才明白，300 平方米是消防法规规定的，除非修改法律，否则不能动。

还有一次，某市环保部门对租赁场地开设的民营医疗机构，不予受理环评，理由是变更了土地使用性质，不符合《环保法》规定。不能办理环评，民营医院只能"带病执业"，随时可能受到处罚。就这个问题，省政府督查室、省发展改革委多次调研协调仍无果。

最明显的是民政部门依据《民办非企业单位登记管理暂行条例》，继续坚持卫生部门先核发《医疗机构执业许可证》，然后才办理民非法人登记，管理逻辑扭曲，且容易形成管理空白。民政与卫生部门的命名规则也常有不一致。

类似的问题还有很多，每个问题看似是个小毛病，背后往往涉及部门法律障碍。投资人和相关部门都无奈。

二、社会资本办医的定位不清楚

一直以来政府提倡"多元化"办医，指出社会办医是公立医院"有益的补充"，引导公立医疗机构与民办医疗机构"有序竞争、优势互补、良性发展"。各级医疗机构设置规划也提出为社会资本预留 20% 的床位份额，但没说清要把哪部分 20% 留给社会办医，没说清我们需要什么样的民营医院，需要民营医院做什么，使"有序竞争"难以落实。

实际工作中，营利性和非营利性社会办医很少做高端医疗服务，却争相申请医保、新农合，与公立医院争夺基层病源，在基本医疗保障领域与公立医院拼刺刀。公立医院医疗服务价格是被压低扭曲的，反映不出正常的人力物力成本；民营医院想打价格战基本赢不了，所以有的民营医院就搞歪门邪道，套取医保资金，搞医疗欺诈等。

三、社会资本办医目的有偏差

公立医院年底总结时，说完业务量会讲今年创建某某基地，获批什么资质，培训多少住院医师，完成多少科研项目，还有学科建设、人才培养、对口支援、党建、廉政、行风等管理情况。而有的民营医院做总结，说完业务量就说今年营收多少、纯利润多少，患者人均获取利润多少、设备折旧等。不少社会资本办医是为着赚钱来的。

常遇见兴奋的投资者上门咨询，说自己有几千万，听说国家允许办检验中心、影像诊断中心了，可以办什么中心了，自己也想办，哪些能办有什么规定没？我问他有没有医疗投资或从业经验，对方一脸轻松，说自己负责投资，具体事务请人做就行。这样的一听就知道没戏，投的钱早晚打水漂。

医院是知识与资本聚集的场所，运行成本很高，现代化的大型医院运行成本更高，投入周期很长。有的公立医院看似毛收入很高，但承担的隐性成本多，计算下来纯收入寥寥无几。

民营医院不是不能赚钱，而是赚不了大钱、快钱，是细水长流。社会资本通过举办医院发大财的还没听说过。应当坦诚地讲，社会资本投资办医，就相当是做奉献的。

（2019-03-01）

民营、非公立、社会办医疗机构概念杂谈

　　"民营医疗机构""非公立医疗机构"和"社会办医疗机构"是经常混用的词语，在部分场合可以互相替代，但在某些场合却只能使用相应词语。迄今为止，没有这几个词语准确、权威的概念，甚至中国非公立医疗机构协会章程都避而不谈，使很多人产生困扰。为了更好地了解医疗卫生事业，从实践中可以从以下几个角度加深理解。

一、对应关系

　　"民营"对应"国有"。国有医疗卫生机构包括政府直接举办，也包括国营企事业单位举办，基本以承担医疗任务为主，不以盈利为目的。民营医疗机构主要为私人性质，多数为营利性。

　　"非公立"对应"公立"。含义基本同"民营"与"国有"。

　　"社会办"对应"政府办"。政府举办医疗机构范围比较窄，一般是指公共财政直接供给的医疗机构，主要是各级卫健委举办的医疗机构，有的部门根据业务特点也可能举办，如民政、教育部门。除此之外都是"社会办"。

二、功能关系

计划经济时代和改革初期最常使用"国有""民营"，在宏观经济面上也经常使用，如用"国进民退""国退民进"表达两种不同经济形态的发展趋势。

随着新医改逐步深入，社会逐渐认识到公立医疗机构应作为医疗卫生服务体系主导，非公立医疗机构作为有益补充，"公立"与"非公立"逐渐成为主流。

近年来，上层建筑逐步强化政府办医责任，强调在基本医疗卫生服务领域政府要有作为，在非基本医疗卫生服务领域市场要有活力，为社会办医的定位和发展提供了根本遵循。社会办医是公立医疗服务体系的有益补充，可提供基本医疗卫生的服务，主要提供非基本医疗卫生服务，满足群众多层次、多样化、差异化的健康服务需求。政府办医与社会办医要实现多元化、多层次的服务体系。"政府办"与"社会办"成为最常用的表达方式。

概念的变迁，反映着全社会对医改的不断深化和认知的更新。

三、转变关系

民营、非公立、社会办医疗机构之间没有明确的概念边界。一家医疗机构可能同时是民营、非公立、社会办医疗机构，也可能仅是民营、社会办而不是非公立医疗机构。最大的变数是原国有企事业单位举办的医疗机构。

现阶段国有企业为确保主业健康发展，正纷纷剥离社会职能。原国有企业举办医疗机构改制后，即由公立医疗机构变成社会办医疗机构。国企的任务是赚钱，因此，国企的投资也属于社会资本，国企举办的医疗机构还是属于社会办医。

但是国企医院改制情况千变万化，有的是自收自支事业单位，有的是政府持股，有的与投资方达成托底协议，各种情况不一，很可能继续保留在公立医疗机构范畴。

因此，最好的方法是根据不同情况选择使用相应词语，以准确表达语义。

民营医院名称核定的"三国乱战"

民营资本办医有个长期存在的问题，就是核定医院名称时，工商、卫生健康、民政部门各自为政。

如在卫生健康行政部门核定为营利性的"郑州张三医院"后，去工商部门会核定为"郑州张三医院有限责任公司"，投资人顿时就懵了，把公司的名字挂在大门口，患者不认；用医院的名字刻公章，银行不认；到底用哪个名称才对？现在推行"先照后证"，只是颠倒一下办证顺序，没有真正解决这个困惑。

假如是非营利性的医院，需要在民政部门办理民办非企业法人登记，会遇到另一种问题：卫生健康行政部门允许跨级别使用区域名称，而民政部门的非企业法人名称冠名，必须与核发机关的级别相同。

有家民营二级非营利性医院使用"河南"冠名10多年，因为落实"放管服"，《医疗机构执业许可证》登记权限由河南省卫健委下放到市卫健委，河南省民政厅随即也向市民政局下放管理权限，而市民政局要求医院必须放弃"河南"冠名改用"某某市"冠名，否则不能办理非企业法人登记。这家医院不得已只好改名，放弃"河南"冠名损失尚且不说，涉及单位账户、职工医保、固定资产登记等所有相关业务都要办理变更，足足折腾了大半年。

　　2000 年时卫生部和国家工商行政管理总局就有分歧，都认为名称核定应该自己说了算，并且把官司打到国务院，但因为各自都有法律依据，最后不了了之。

　　卫生健康行政部门的依据是《医疗机构管理条例》，市场管理部门的依据《公司法》，民政部门依据《民办非企业单位登记管理暂行条例》，协商多年谁也奈何不了谁，基层部门只能依法行政。卫生健康、市场管理、民政"三国乱战"，民营医院夹在里面左右腾挪着实为难。

　　但解决上述乱战现象不一定非要修改法律，也可以从许可性质和市场法人主体制度的角度探索解决。

　　医疗机构参与医疗和市场经济活动，必须具备法人主体资格，否则不能享受民事权利和承担民事义务。

　　我国《民法总则》第五十七条：法人是具有民事权利能力和民事行为能力，依法独立享有民事权利和承担民事义务的组织。

　　《民法总则》与《执业医师法》《医疗机构管理条例》都没有授权卫生健康行政部门成立法人。因此，《医疗机构执业许可证》只是许可法人开展医疗活动的资质证明，而不是判断法人主体的证明。弄清楚这个判断，往下理顺各部门关系就好办了。

　　医疗卫生行业实际工作中常见的法人来源有三种：企业法人、民办非企业法人和事业单位法人。公立医院一般都是事业单位法人，这里不说了。《民法总则》还规定了其他一些法人，比如村委会、居委会等，都有申请开展医疗行为的权利，这些一般与民营医院无关，在此暂且不说。

　　企业法人依据《公司法》产生。按照《公司法》规定："公司是企业法人，有独立的法人财产，享有法人财产权。"公司以其全部财产对公司的债务承担责任。营利性医疗机构一般要有工商部门登记核发《工商营业执照》。

民办非企业法人在民政部门登记产生。《民办非企业单位登记管理暂行条例》规定："民办非企业单位根据其依法承担民事责任的不同方式分为民办非企业单位（法人）、民办非企业单位（合伙）和民办非企业单位（个体）三种。"登记后核发《民办非企业单位法人证书》。

假如有社会资本需要开展业务，先经过工商登记成为法人，然后以法人名义办理各项手续，想开发房地产就申请办理《规划许可证》《建筑许可证》《销售许可证》等五证；想开矿就申请办理《采矿许可证》；想销售药品就申请办理《药品零售许可证》；想办医就申请办理《医疗机构执业许可证》。

因此，正常的顺序是社会资本先经过工商或民政部门登记成立法人组织，核定法人组织名称，然后该法人组织向卫生健康行政部门申请医疗机构资质。

出于我国国情和历史渊源，《医疗机构管理条例》规定医疗资质应当单独核定名称，因此，法人组织在取得《医疗机构执业许可证》时，另外获得一个医疗机构名称。医疗机构名称与法人组织名称同时存在，医疗机构名称主要在医疗领域使用，法人组织名称主要在民事活动中使用，两名称各有用途互不冲突。

从市场管理行政管理部门的角度，"先照后证"不仅应该提倡鼓励，更必须强制实施。

从民政部门的角度，认清楚医疗资质不是实体许可，不应作为办理民办非企业法人的前置条件，应当参照市场管理部门先成立法人组织，然后由该法人组织依规开展业务。

　　从卫生健康行政部门角度，更要强化市场法人主体意识，申请设置医疗机构的社会组织必须具备法人主体资格，医疗管理措施才能明确对象。

　　在这方面，深圳经济特区开了好头。

　　2017年1月1日，《深圳经济特区医疗条例》生效实施。

　　《深圳经济特区医疗条例》第二十五条规定："设立医疗机构应当进行主体资格登记。法人和其他组织设立为职工、学生等内部特定人群服务的门诊部、诊所、医务室、卫生所等除外。"

（2018-04-24）

注：2019年6月26日，河南省发展改革委、民政厅、卫健委等8部门下发《关于进一步优化社会办医疗机构跨部门审批工作流程的通知》（豫发改社会〔2019〕404号），明确了医疗机构准入的法人主体资格制度。

社会办医大潮下，医疗机构基本标准的进与退

设置医疗机构的前提是必须有对应的医疗机构基本标准。虽然对投资人来说无禁止即可为，但对审批机关来说，没有医疗机构基本标准就没有设置审批依据，不能做无依据审批，这是刚性原则。

医疗卫生行业不是工商服务业，各种公司敞开了让你申请，反正自负盈亏生死有命。医疗资源布局关系到人民健康，医师数、床位数等重要指标都有讲头，国务院办公厅下发《关于印发全国医疗卫生服务体系规划纲要（2015—2020年）的通知》作为各级政府规划指导原则，以确保医疗卫生事业保持稳定、有序发展。

医疗机构基本标准规定有诊疗科目、人员配置、场地布局和基本设备等，通过制定基本标准即可大体明确该医疗机构的功能定位，是落实规划纲要很好的抓手。

有时候，基本标准还有其他作用。

经常遇到一些激动的投资者冲进办公室，嚷嚷着国家卫生健康委下发十大中心（注：指病理诊断中心、影像诊断中心、康复医疗中心等10类小型医疗机构）基本标准，鼓励社会资本投资呢，发了几个了？我们要投资，我们要办医！

我问：你们有没有从业经验？以前办过医院或者门诊部没有？熟悉哪个专业？是临床、检验、康复、护理，还是医养结合？

投资者说：管它那么多，反正我能筹资几千万，哪个能办就办哪个！

把医院当成土家烧饼了吗？什么都不懂就要往里跳，真是无语了……卫生系统的人就是心善，不滥出基本标准，能抑制盲目投资。

不过在鼓励社会资本办医的背景下，为方便申请人设置医疗机构，也为了方便日常监管，医疗机构基本标准制度也需要一些调整。

一、基本标准类别数量应当简化

以护理型医疗机构为例：现行护理型医疗机构已有护理院、护理站、安宁疗护中心、养老机构护理站及护理中心五种，据传言还要研究设置"母婴护理中心"。

看看它们的功能定位：

护理院是为患者提供长期医疗护理、康复促进、临终关怀等服务的医疗机构，是医疗服务体系的重要组成部分。

护理站是指由护理人员组成的，在一定社区范围内，为长期卧床患者、老年人和婴幼儿、残疾人、临终患者、绝症晚期和其他需要护理服务者提供基础护理、专科护理、根据医嘱进行处置、临终护理、消毒隔离技术指导、营养指导、社区康复指导、心理咨询、卫生宣教和其他护理服务的医疗机构。

安宁疗护中心是为疾病终末期患者在临终前通过控制痛苦和不适症状，提供身体、心理、精神等方面的照护和人文关怀等服务，以提高生命质量，帮助患者舒适、安详、有尊严离世的医疗机构。

护理中心是独立设置的为失能、失智或长期卧床人员提供以日常护理照顾为主，辅以简单医疗措施，提高患者生存质量为基本功能的专业医疗机构。

这么多种护理型医疗机构规模都不大，功能定位重叠度高，特异性不明显。投资人面对这些基本标准，恐怕是一头雾水了。

同时护士与医生不同，护士没有执业范围一说，多数护理型医疗机构也没有诊疗科目，也就是说护理型医疗机构几乎不存在超范围执业的问题。安宁疗护中心如果收治母婴护理中心的病号，护理中心收治护理站的病号，卫生监督部门很难监管、处罚。搞这么多基本标准有什么意义呢？

所以合并功能相近的基本标准，减少护理型医疗机构类别数量，由医疗机构根据当地情况自主决定收治何种病号，既能减少投资人选择困难，也方便监督部门日常监管。

二、基本标准应当与医疗机构名称脱钩

医疗机构名称格式为"区划名"+"识别名"+"通用名"，如上海（区划名）华山（识别名）医院（通用名）、河南（区划名）赛思（识别名）口腔医院（通用名）等。

通用名很多，医院、口腔医院、精神病医院、康复医院、妇幼保健院、社区卫生服务中心、乡镇卫生院、诊所等都是通用名。

通用名决定医疗机构类别，与医疗机构基本标准是一一对应关系。每一种通用名都有基本标准，每种基本标准都有专属通用名。

社会资本想办一些新型医院，为了与名称相配，就需要专门制定基本标准。

没问题，我们出台了很多新类别医疗机构基本标准，有《二级乳腺病医院基本标准》《二级眼科医院基本标准》《二级显微创伤外科医

院基本标准》《二级食管癌医院基本标准》等，都是那几个诊疗科目、人员配比、重点科室部门，怎么每个基本标准都这么相似呢？

等到有人申请制定《老年病医院基本标准》，终于出不下去了。老年病只是内科里的二级诊疗科目，实在没办法捯饬成一整个医院的基本标准。

这时回头看，能否把基本标准整合为内科系和外科系两大类通用标准，眼科医院、显微创伤外科医院、乳腺病医院、心血管病医院等使用外科系通用标准，老年病医院、肾病医院、内分泌医院、高血压病医院等使用内科系通用标准？这样是不是更省事？选择医院名称是不是更自由？

三、基本标准应当更加体现功能定位

现行基本标准里"基本设备"这一项老是不好使，因为现在医疗科技发展很快，新设备更新频度高，制定标准时的主流医疗设备再过10年买都买不到了。

有些小医院虽然按照基本标准要求购买了检验设备，却常年不用，监管部门也无可奈何。

基本标准能否细化一些，比如一级医院必须本院能做哪几项生化检查？还有哪些检查可以外包给第三方医学检验实验室？二级医院必须本院能做哪几项、外包哪几项？名单长一些不怕，只要有名单，就可以督促各级医疗机构落实功能定位，也方便日常监管。

医学影像科、消毒供应、病理科等都可以细化功能。

"验资证明"的来历

2018 年 6 月，国家卫健委下发《关于进一步改革完善医疗机构、医师审批工作的通知》，就简化医疗机构审批申请材料做出了一些规定，其中规定取消"验资证明"。

什么是验资证明？我们很容易查到，这源自《公司法》，公司以其全部财产对公司的债务承担责任，因此，有必要在成立公司时进行验资证明出资真实，确定其债务承担能力，多以会计师事务所出具的验资证明书或验资报告为准。

然而查阅所有医疗机构设置相关规定，会发现提交材料目录中并没有验资证明，而是另外一种证明——资信证明。

1994 年 9 月 1 日生效的卫生部《医疗机构管理条例实施细则》，有两处提到资信证明，分别是第十五条规定提交的可行性研究报告应附申请设计单位或设置人的资信证明，以及第二十条规定申请设计医疗机构不能提供满足投资总额的资信证明的不予批准。资信证明模板是细则 21 个附件之一。

在 1994 年，国内几乎没有民营医院，几乎所有医院都是公立医院，新设置的医院也几乎都是公立医院，所以《医疗机构管理条例实施细则》后很多附表都透露着浓厚的公立医院味道。资信证明中要求财政部门出具出资意见，也体现了公立医院占绝对主流的大环境形势。当时没有《公司法》，没有会计师事务所，也没有市场主体概念。

对于诊所门诊部等小型民营医疗机构，以及可能出现的民办医院，资信证明加注了一句话："无上级主管部门的设置单位或个人应当提交银行出具的资信证明。"此后20多年，卫生部所有关于医疗机构设置的文件未再对民办医院提交资信证明下发过新规定。

通过《医疗机构管理条例实施细则》规定可以知道，资信证明的意义在于核实申请人的投资能力，同时资金金额还要用来填写《医疗机构执业许可证》副本上"注册资金"这一栏。

政府机关、国有企事业单位设置公立医院可以使用财政主管部门盖章的资信证明，民办医疗机构申请人只有通过银行办理证明。在很长一段时间里，银行出具资信证明书，实质上是证明某个时间申请人的存款额。银行还有一种信用证明，证明某企业信用等级是什么级别，不过这种信用证明没有资金金额，一般不能直接使用，而且新成立企业也很难拿到。

慢慢的民办医院多了起来，卫生健康行政部门办理多了，发现使用银行出具资信证明有些弊端，如存款证明书只能证明申请人在某一时刻账户上有多少钱，不能反映固定资产、债权债务等，证明不了钱是他的，所以银行证明被逐渐淘汰，换成了一些新要求。

"验资报告"和"资产评估报告"，是会计师事务所依据《公司法》出具的两种证明文件，能够写清楚申请人有哪些资产，附着会计师事务所资质证书，具备一定法律效力，比银行证明好用，很快普及开来。2008年，河南省卫生厅下发《关于印发医疗机构行政许可办理程序的通知》，将验资证明、资产评估报告作为执业登记需提交材料之一。但慢慢的随着社会经济发展，又发现有不妥之处。

验资报告和资产评估报告是证明公司资产的，公司财产是否等于医院财产呢？这就不一定了。如同一家公司可能举办多个医疗机构，这时公司财产与每个医院财产肯定不一致。

同时，随着经济社会发展，有的社会力量要自己买地，盖楼，建二、三级医院，建设周期长，总投资可达数亿、数十亿元，要求设置人一下子拿出足够的资产证明投资能力是不现实的。会计师事务所根据资产总额比例收费出具评估报告，评估几个亿收费可不少。

最重要是社会办医自负盈亏，卫生健康行政部门主要管理民营医院的医疗服务能力、医疗质量与安全，没理由也没必要管理民营医院的资产情况。

所以，政府部门又开始研究怎样捋顺法律关系，政府部门回归管理本职，同时降低投资人负担。

2016年8月，河南省人民政府下发《关于清理规范省直部门行政审批中介服务事项的决定》，在医疗机构执业登记中取消了验资证明和资产评估报告。河南省卫计委随即停止收取相关证明材料，同时不再填写《医疗机构执业许可证》上的注册资金。

2017年7月，河南省卫计委废止了2007年的《医疗机构行政许可办理程序》，重新下发了《医疗机构设置及执业登记等办理程序》，在医疗机构执业登记提交材料里取消了验资报告和资产评估报告。

可见，国家卫健委取消的"验资证明"并不是具体、特定的证明，而是包含资信证明、银行存款证明、验资证明书、资产评估报告等在内的整体概念，当证明投资能力和填写注册资金的需求消失，上述材料都不再需要提交。

（2018-08-09）

第二部分

医师注册那些事

医师为什么要注册

运花
16:57

医师注册本身就是多余事项，具备行医资格就应该执业了，更无需限制地点，并且护士也应该这样。

现行法律体制下注册有保护医生的作用。

很多医师都有类似想法，觉得执业就应该无拘无束。对这个问题，我聊几点看法。

首先医师注册是社会发展的必然结果。

古时候医生没有资格准入制度。跟着师傅背药箱，学认识草药、学习药性药理，过几年就可以出师，一般要识点字，方便开药方。也有不拜师靠自学出山的猛人。官府与民间行医井水不犯河水，各行其是。医疗行业自然生长，做事全靠口碑，行医水平参差不齐。既然没有资格准入，也就没有注册。

到了近代公民社会，纳税人选举产生政府，建立公共卫生服务，需要向民众提供质量稳定、有一定效率的医疗服务保障，这就要求政府与医生必须遵守共同的执业规则。

政府制定法律规范，要求管辖范围内的医师必须遵照法律规定取得许可，承担法律规定的责任与义务，同时对守法医师给予法律保护。医师取得执业许可，即表示遵从法律要求，履行依法执业职责。

注册意味着医师与政府签署契约。政府和医师各自承担权利与义务，形成协调共生的关系。

传统型行医模式缺乏发展规划，也不能保证医疗质量，因此，近代以来各国都陆续制定了医师准入制度。

其次，医师注册是现行法律制度的一部分。

我国现行的民法通则、侵权责任法、行政法规（如《执业医师法》《医疗事故处理条例》等）、《中华人民共和国刑法》（如非法行医罪）等对医疗行为有一套基本的管理逻辑，医师依法取得许可并注册后方可执业是管理逻辑的基础。

医师遵从法律，注册后以医疗机构名义执业，其执业行为即为职务行为，可以大幅度减少法律风险。如果游离在法律之外，以医师个体名义抗击执业风险是非常危险的。个体诊所对此有深刻体会。有篇文章曾讲过，美国个体执业医师数占医师总数比例比20年前明显降低，法律风险是直接原因之一。

我国自民国开始实施医师准入制度。新中国成立后一度模仿苏联模式取消准入制度，医学院校毕业后即可行医。在计划经济年代虽然没有行业准入制度，但职工属于"单位人"，执业管理属于人事管理内容之一，缺乏执业自主权，自由执业、异地执业压根无从谈起。

20世纪90年代初得益于全面体制改革，各行业陆续建立准入制度，《执业医师法》因时而生。有执业注册为基础，才有执业管理与人事管理分离的可能，也才有现在"医师区域注册"的形势。

现行注册制度虽然在不断地完善，但仍有很大的改进空间。现在中医诊所都能备案，未来医师注册能否也改为备案制？能否实现纯电子化操作、纯电子化证照？我们还有很多办法可以考虑。

（2018-07-09）

从两个案例谈医师注册的性质

案例1

甲医师在主要执业机构外的某医疗机构执业并开具处方，但并未在该医疗机构办理执业备案，是否应当处罚？

案例2

乙医师情况与甲医师一样，在没有办理备案的医疗机构执业，因在执业活动中发生医疗纠纷，患者向法院提起诉讼，乙医师向卫生健康行政部门申请办理在该医疗机构的执业备案，是否可以办理？

对于案例1，业内人士给出了不同说法。

有人认为《执业医师法》和相关配套政策法规没有明确界定此类行为是否正确，因此，甲医师既不违法，也不应受处罚。

有的观点认为，甲医师已经注册，并且2017年《医师执业注册管理办法》将"执业地点"定义为省域范围，因此，在同一省域内无须另外办理多机构执业备案。

我以为，上述观点从细节角度上均有可依据之处，但从医师执业管理政策整体设计思路看则不然。

《执业医师法》第十三条规定："国家实行医师执业注册制度。"

《执业医师法》第十四条规定："医师经注册后，可以在医疗、预防、保健机构中按照注册的执业地点、执业类别、执业范围执业，从事相应的医疗、预防、保健业务。"

医师注册（包含多机构备案，下同）的本质是契约，是政府、医保、医师与患者四方利益平衡枢纽。医师通过契约界定执业疆域，若医师有超出疆域的无限执业自由，必将是医保与患者的无限不自由。

医师在医疗机构执业不是个人行为，而是职务行为，医疗机构与医师达成契约，授权医师在本院执业，医师方可开展诊疗活动。注册是契约的法定表达形式，非法定形式的契约不受法律保护。

注册对医师不是坏事。医疗法规的责任主体一般都是医疗机构而非医师个人，医师通过注册，由医疗机构代为行使权利和义务，避免直接承担执业活动风险，对医师人身与财产起到保护作用。

每家医疗机构都是独立的法人主体，在市场行为中独立行使权利和义务。医师与主要执业机构达成契约注册，不能剥夺其他医疗机构行使法人权利。医师应以法定形式，与拟执业的每一家医疗机构分别达成契约方可执业。

从上述分析，我们可以理解：

医师注册后方可执业，是指医师必须与每一家拟执业的医疗机构形成注册关系，方可在该机构内执业。

医师执业地点为省域，是指医师可自由与省域内任意一家医疗机构寻求达成契约，而不受主要执业机构约束。

因此，案例1中甲医师的做法明显不符合《执业医师法》制定的要求。《执业医师法》及配套法规没有明确界定，并不是甲医师没有做错，而是受限于20多年前的社会环境、立法水平和文字表达习惯，没有予以说明而已。老练的卫生监督员可以根据取证结果，通过会诊管理等规定对甲医师迂回处理。

在案例2中，有卫生健康行政部门提出发生医疗纠纷的医师是否有权办理多机构执业备案，其实这是不必要的担心。

多机构备案是医师注册执业权的一部分，除法律规定的情况外，机构和人员不得妨碍医师行使注册执业权。除非明确鉴定为医疗事故，或法院已经判决取消医师注册，否则乙医师正常执业或办理备案不受影响。况且医师、医疗机构办理多机构备案，只需要报备手续，并不需要卫生健康行政部门批准同意。

（2019-05-28）

同一人能否同时注册医师和护士

军军：尊敬的老师，您好，现在遇到了一个难题，我媳妇取得了护士执业证4年，今年又取得了执业助理医师证，能同时注册一个医疗机构吗？

这是个尴尬的问题，尴尬在于这个问题或者现象早已存在，而一直没有明确的政策条款依据，也就没有明确的答案。我尝试从学理上梳理，答案是：现阶段注册机关可以拒绝注册。

如果有兴趣，请继续向下看。

我国的医疗机构有很多类别，每个类别都有特定承担的功能定位。

对于综合医院的功能定位，《国务院办公厅关于推进分级诊疗制度建设的指导意见》（国办发〔2015〕70号）表述为：

城市三级医院主要提供急危重症和疑难复杂疾病的诊疗服务。城市三级中医医院充分利用中医药（含民族医药）技术方法和现代科学技术，提供急危重症和疑难复杂疾病的中医诊疗服务和中医优势病种的中医门诊诊疗服务。

城市二级医院主要接收三级医院转诊的急性病恢复期患者、术后恢复期患者及危重症稳定期患者。

县级医院主要提供县域内常见病、多发病诊疗，以及急危重症患者抢救和疑难复杂疾病向上转诊服务。

还可以举几个其他类别医疗机构的例子，比如：

《护理院基本标准》（2011版）对功能定位表述为：护理院是为长期卧床患者、晚期姑息治疗患者、慢性病患者、生活不能自理的老年人以及其他需要长期护理服务的患者提供医疗护理、康复促进、临终关怀等服务的医疗机构。

医学影像中心基本标准对功能定位的表述为：医学影像诊断中心是指独立设置的应用X射线、CT、磁共振（MRI）、超声等现代成像技术对人体进行检查，出具影像诊断报告的医疗机构，不包括医疗机构内设的医学影像诊断部门。

医疗机构的功能定位写在纸上，如何体现到实际工作中呢？

每一类医疗机构都有专门的"基本标准"，通过设置不同的诊疗科目、基本设施设备和人员岗位来发挥医疗机构的特定作用。医疗行业是技术密集型单位，很多岗位都要求具备专业技术资格，并且人员是设置批准医疗机构的核心要素。每种医疗机构要求配备多少名医师、护士、技师、营养师、药师等都有专门规定。同一人担任医师和护士角色不符合医疗机构准入政策要求。

同时，鉴于医疗行业的发展规律，为保障医疗质量与安全，我国对医师岗位责任和护理岗位职责分别制定出一系列规范性文件，岗位工作内容有不同的侧重点。简单地说，医生是负责对疾病的诊断、治疗方案的制订；护士是贯彻实施医生的治疗方案，包括打针、定时发放药剂，还有观察病情、病区管理等。因此，一般认为在现代医疗机构里，在保障医疗质量与安全的前提下，同一人不可能兼任医师岗位和护理岗位工作。例如：医师开具处方后，同时再作为护士执行"三查七对"，安全隐患就比两个人分别负责大得多。

因此，对同一人在同一医疗机构申请同时注册医师和护士，注册机关通常会拒绝，这符合医疗卫生政策逻辑。

以往的漏洞在于《护士执业注册联网管理系统》与《医师执业注册联网管理系统》是相对独立的两套系统，同一人如果在异地分别注册护士和医师，注册机关很难察觉。从 2017 年下半年开始，国家卫计委推行医师、护士和医疗机构电子化注册系统，目前各省都已基本完成，合并覆盖了几乎全部医师、护士注册数据，现在只要国家卫健委愿意，有多少人同时注册医师和护士，可以随时调阅，一个不漏。如何处理这部分人员，看今后国家政策而定。

即便注册机关不允许同时注册也不必紧张，护士资格与医师资格一样，目前都没有退出机制，即终身有效。暂时注销注册一个，以后还可以更换回来。

另外，医师和护士角色切换最好别太频繁。医师和护士晋职称也是要根据聘用岗位而定的，并且都有岗位年限要求，换得太勤会两头都耽误。

从历史角度讲，医师职业几乎与人类文明发展同步，而到 16 世纪欧洲才产生护理概念，1852 ~ 1856 年沙皇俄国与土耳其之间发生克里米亚战争，期间南丁格尔努力促进了现代护理学发展。1914 年在第一次中华护士会议中提出将英文 Nurse 译为"护士"，沿用至今。护士岗位出现是社会生产力提高、社会分工精细化、科技与医学现代化的产物。

我国幅员辽阔，各地发展不平衡，一、二线城市可以建设现代化、国际化的大型医疗机构，但有的偏远地区医疗资源还不丰富，医疗水平也很落后，那里的基层医疗机构维持运行尚且不易，按照现代化医院标准配齐护士可能更困难。比如我国还有百万左右的乡村医生，虽然没有执业医师和执业护士的资质，却做着医师＋护士的工作。一刀切地禁止或允许，不如让发展中的问题通过发展来解决，或许这才是迟迟没有明确政策的原因吧。

（2018-04-18）

医师注册系统想要淘汰什么人

"我从原单位辞职半年多了，现在还没找到新单位，注册手续还没变更，原单位不肯给我医师定期考核报名，也不给我个人账户激活码，有没有什么办法？"

"我挂靠注册在县医院，现在开展电子化注册工作，他们要我变更到别的医院，我能不能告他们？"

"我注册在河南，现在外省上班，激活不了个人账户怎么办？"

不管谁有了医师执业资格都会很爱惜，哪怕不在临床执业了，也不想让行医资格浪费，这是人之常情。作为医疗机构，能不费力就不费力，人力成本能节省就节省，也是人之常情。

于是有人挂靠注册，有的辞职、跳槽不办理变更手续。

有的医师退休甚至离世，所在医疗机构也不注销注册，用这样的注册数据应付检查。

有的医疗机构明明自有医师达不到基本标准要求人数，却用挂靠注册的办法使数据能通过验收。

这样那样的人之常情累加，就会造成医疗质量和医疗安全隐患，不仅如此，大量冗余注册数据还会干扰国家制定政策，摊薄真正执业的医师价值。

而这些不规范做法，早已被明令禁止。

整个国家的行政管理都在转向，慢慢从以前重审批、轻管理，向简化审批、强化事中事后监管转变。

将来的医师首次注册很可能向自动化、智能化、无人化发展，全部无纸办公，网上申请、网上办结、网上公示。纸质证书可能会消失，改用人体特征识别。但是对医师的日常管理会逐步加强，行政部门、医疗机构、医师个人的信息平台、数据终端将互相联通，医师个人信息同医疗机构的信息整合在大数据中，使执业状况一目了然。

所有的管理手段，将使依法执业的医师更方便执业，将使违法违规的医师寸步难行。而电子化注册是第一步。

所以，抱怨电子化注册带来不便的人啊，如果不想被淘汰，切记依法注册，依法执业。

（2017-11-15）

医师首次注册能否注册全科医学专业

医学生在校期间接受的是通科教育，即基础、试验、临床等各专业课程都要学习并考试合格，毕业后参加医师资格考试，目的是通科考试考核参考者知识面是否全面丰富。因此，通过医师资格考试的新医师们在首次注册时可以在同一类别下任意选择注册执业专业，只有一个除外——"全科医学专业"。

在所有不能首注全科医学专业的执业医师中，也只有一个例外，即助理全科医师获得执业医师资格者。

我国开展全科医学比较早，几乎与医师规范化培养同时期开始。1998 年卫生部设置了全科职称，2000 年下发《关于发展城市社区卫生服务的若干意见》，其中对全科医学定位是："新时期卫生工作的改革与发展，需要建立一支立足于社区，为广大居民提供基本卫生服务的卫生技术队伍，承担起常见病、多发病、慢性病的防治工作；坚持预防为主，防治结合的原则，将预防保健措施落实到社区、家庭和个人。全科医学教育的目标是培养能应用生物—心理—社会医学模式，开展融预防、医疗、保健、康复、健康教育、计划生育技术服务为一体的卫生技术人才。"

这就表明全科医师是院校毕业后需要再加工的医师。同一年，北京、上海等地试点全科医师转岗培训。

按照同样的思路，第二年卫生部发布《关于医师执业注册中执业范围的暂行规定》（卫医发〔2001〕169号），这是最早的医师执业范围依据文件。文件对于全科医学专业，专门有一段表述："根据国家有关规定，取得全科医学专业技术职务任职资格后，方可申请注册全科医学专业作为执业范围。"

显然在文件发布的年代，有一部分医师已经取得全科医学专业职称，但执业范围没有注册为全科医学专业，为解决这部分人的难题，文件做了专门规定。

这也说明从一开始，注册全科医学专业就需要专门条件。

到了2010年，职称这部分遗留问题已经基本解决完毕，同时全科医师转岗培训已经陆续有毕业人员需要办理注册，为进一步规范全科医师注册，卫生部发布了《关于通过全科医师岗位培训转岗培训或规范化培训的医师变更执业范围的通知》（卫医政发〔2010〕91号）。

这份通知进一步巩固了全科医学专业的特殊性，即新医师首次注册时不能直接注册全科医学，必须经过全科医师规范化培训并考核合格，方可将执业范围变更为全科医学专业。为了鼓励更多医师参加全科医师转岗培训，进一步推进全科医学发展，2016年河南省卫计委、河南省中医管理局下发《关于进一步加强全科医生相关工作的通知》。其中对全科医师的注册做了详细规定："经过省级卫生计生（中医）行政部门认可的全科医生岗位培训、全科医生转岗培训和全科医生规范化培训并考核合格的执业（助理）医师，具备注册'全科医学专业'资格，应及时向相应卫生计生行政部门提出变更执业注册申请，在保留原执业范围的同时，增加'全科医学专业'。助理全科医生获得执业医师资格后，可直接将执业范围注册为'全科医学专业'。"

这份文件带来两个变化，一是规定了医师可以在原执业范围上加注全科医学专业（不限制医院级别），二是助理全科医师获得执业医师资格后，可以直接注册全科医学专业。

这是河南的创新，并最终被国家推广，出现在另一份规格更高的文件中——《国务院办公厅关于改革完善全科医生培养与使用激励机制的意见》（国办发〔2018〕3号）：扩大全科医生转岗培训实施范围，鼓励二级以上医院有关专科医师参加全科医生转岗培训，允许其在培训基地和基层医疗卫生机构提供全科医疗服务。

（2018-04-26）

医师尚未取得《医师资格证书》
能否变更执业地点

近日有读者咨询，2019 年医考合格考生已经办理过电子化注册，但还未取得《医师资格证书》，能否变更主要执业机构？

答案是可以变更。依据来源于以下几个政策。

2017 年 2 月 28 日，国家卫计委发布《医师执业注册管理办法》（中华人民共和国国家卫生和计划生育委员会令第 13 号），取代了已实行 19 年的《医师执业注册暂行办法》（卫生部令第 5 号），两个规定对医师注册手续的规定略有不同。

一、医师注册手续 A

1999 年《医师执业注册暂行办法》第七条，申请医师执业注册，应当提交下列材料：

1. 医师执业注册申请审核表。

2. 二寸免冠正面半身照片两张。

3.《医师资格证书》。

4. 注册主管部门指定的医疗机构出具的申请人 6 个月内的健康体检表。

5. 申请人身份证明。

6. 医疗、预防、保健机构的拟聘用证明。

7. 省级以上卫生行政部门规定的其他材料。

二、医师注册手续 B

2017 年《医师执业注册管理办法》第十二条：申请医师执业注册，应当提交下列材料：

1. 医师执业注册申请审核表。

2. 近 6 个月 2 寸白底免冠正面半身照片。

3. 医疗、预防、保健机构的聘用证明。

4. 省级以上卫生计生行政部门规定的其他材料。

对比可知，从 2017 年《医师执业注册管理办法》生效开始，《医师资格证书》不再作为医师注册提交材料。医师注册包含首次注册和变更注册，因此，医师变更执业地点也不用提交《医师资格证书》。

目前已经实施的电子化注册是在医师、护士和医疗机构电子化注册系统的基础上开展的新型注册方式。特点是利用医师资格考试合格人员数据进行注册，而无须等待《医师资格证书》下发。《医师资格证书》制作发放流程时间较长，摆脱《医师资格证书》的束缚后，医考合格人员可以在短时间内完成注册。2017 年 12 月，河南省卫健委下发《关于全面实行医师电子化注册有关问题的通知》（豫卫审批函〔2017〕48 号）规定："所有医师执业注册事项（含首次注册、变更注册、多机构备案等）均应通过医师电子化注册系统申请办理。"赋予电子化注册法律地位，完成电子化注册的医师取得《医师执业证书》，即具备合法行医资格，也即取得依法变更注册的权利。

随着电子化注册的普及，以及电子证照逐步试点，更多的信息数据已经在网上可查。2018 年后河南省又取消了注册材料中的聘用证明，未来还将继续简化手续减少材料，进一步方便医师。

（2019-12-09）

区域注册可以使编制和待遇兼得

我一个"80后"，2013年考的事业单位招聘，进入卫生院上班，有事业单位编制，在那里就像混日子一样，我不甘心，现在想去市里发展，但是我的编制丢了又太可惜，想把编制挂在那里，这个可以挂吗，该怎么操作？这个编制到底有什么作用，除了工资比临时工高，别的有什么区别呢？市里我找的是一个专科医院，工资待遇都很不错，我这样的情况，请您给我指点一下，谢谢啦！

传统上，编制和待遇很难兼得，但2017年4月1日生效的《医师执业注册管理办法》（以下简称《办法》）提供了很好的解决办法。《办法》规定，医师不需要经过主要执业机构同意，可自由与其他医疗机构签署协议，办理多点执业备案后，即可在备案机构合法执业。你的主要执业机构是乡镇卫生院，完全可以在完成本职工作后，通过多机构备案，到市级专科医院执业。这样体验一段时间再决定下一步选择。

经历过计划经济年代的人都喜欢编制，它意味着稳定、前途可期。我不是人事管理专家，说不清编制到底有什么好，在同一条件环境下，有编制确实可以带来稳定、自信，甚至某种社会地位优势，但在不同的条件环境下则未必。比如有的省级医院医师也没有正式编制，能进入人事代理就很满足，他可能羡慕同单位有编制的资深医师，但当面对来自乡镇卫生院有编制的医师时，就觉得矮人一头。

新版《医师执业注册管理办法》为医师打通了多点执业的道路，但同样是多点执业，不同医生对医院的谈判议价能力大相径庭，为什么？

因为医生的核心价值在于医术水平，医术是医生的职业生命。医生的执业生涯很长，2016年郑州大学第一附属医院眼科泰斗张效房教授荣获"最美医生"称号时已经96岁，行医71年。河南的名老中医张磊今年88岁，仍亲自参与临床诊疗教学活动，工作到七八十岁的大专家比比皆是。在漫长的执业生涯中，充满着不确定，医生应对变化最有力的依靠就是不断提高技术水平。

现在，"80后"已经要承担家庭的重担，追求工资待遇无可厚非。我只建议在追求的过程中做到几点：

1. 抓住任何机会提高医疗技术水平。

2. 严格依法执业，不留诚信污点。

3. 真诚面对患者。

4. 保持对理想的追求。

或许你的未来是星辰大海，祝好。

（2017-06-14）

执业助理医师升执（助升执）能否变更执业范围

 你好，小编，我有个问题想咨询一下，我的临床助理证注册到内科了，考取执业医师后能不能注册到妇产科？谢谢，希望得到你的回复。

《医师执业注册管理办法》（国家卫计委令13号）、卫生部《关于医师执业注册中执业范围的暂行规定》（卫医发〔2001〕169号）等涉及医师注册的几部主要文件，对执业助理医师考取执业医师资格后能否变更执业范围，一直没有明确的规定。

在实际操作中，相关医师可办理"助升执"，也可以抛开执业助理医师信息直接注册执业医师，后一种做法是否合规，我也曾疑惑不解。

2017年12月以后，河南省乃至全国医师、护士和医疗机构全面实施电子化注册管理，医师的执业助理阶段信息必须和执业医师信息统一维护，不能放任执业助理信息不顾。那么电子化注册系统是怎么要求的呢？

执业助理医师取得执业医师资格，待资格数据更新后，其电子化注册个人账户中可出现"助升执"和"执业注册"两个选项。

如果该医师主要执业机构和执业范围都不需要变更，选择"助升执"，可快速办理注册手续。

如果需要变更主要执业机构或执业范围，选择"执业注册"，可以办理变更手续。即现有电子化注册系统支持助升执时变更执业范围。

上述两种方式注册执业医师后，原执业助理医师资格将自动失效，相关信息留存在电子化注册系统里。

医师变更执业范围需要取得高一层次学历或 2 年以上培训合格证明，门槛都不低，而且医师在取得职称后沿专科医师方向发展，一般不会再变更执业范围。在职业生涯早期允许试错，提供低门槛的变更执业范围机会，有利于个人发展。执业助理医师考取了高一层次的执业医师资格，能够变更执业范围也符合情理。

（2018-04-04）

―――――――――――――

注：2018 年 8 月 20 日，河南省卫健委、河南省中医管理局下发《关于在县级以下医疗
机构推进医师多专业注册的通知》（豫卫医〔2018〕38 号），规定"执业助理医师
考试取得执业医师资格的，可以直接变更执业范围，不需提交其他证明材料"。

在村卫生室执业的执业医师，能加注执业范围吗

网友：

我是在村卫生室执业的执业医师，执业范围内科、全科医疗科，后取得临床本科毕业证，能加注皮肤病与性病专业吗？

2018 年 8 月 20 日，河南省卫健委、河南省中医管理局下发《关于在县级以下医疗机构推进医师多专业注册的通知》（豫卫医〔2018〕38 号），鼓励在"县医院、县中医院、县妇幼保健院、乡镇卫生院或社区卫生服务机构"等 5 种基层医疗机构开展多专业注册。

村卫生室为何不在 5 种基层医疗机构之内，这与它的职能定位有关。

一方面，执业人员大多数是乡村医生，依据《乡村医生从业管理条例》执业，本身没有执业范围，自然不存在多专业注册问题。

另一方面，原卫生部《村卫生室管理办法（试行）》规定诊疗科目为预防保健科、全科医疗科和中医科（民族医学科），原则上不得登记其他诊疗科目。如果从业人员是执业医师，最主要的执业范围是全科医学专业（对应全科医疗科），也可以同时注册内科（对应预防保健科）专业，没有注册其他专业的需求，即便有其他专业也不能执

业。因此，原卫生部文件里就没提村卫生室。

如果你有增加执业范围的意愿，如果有合适的机会，如某天你变更到具备相应诊疗科目的 5 种医疗机构之一，那么随时可以使用学历增加执业范围，没有时间限制。

（2019-09-29）

影像医师应该注册哪个执业范围

网友：小编，我老家在河南某市，在当地工作时从事影像工作，当时注册执业范围是"医学影像专业"，2017年到北京工作，在办理变更注册过程中，北京市卫健委不接收我的材料，说卫生部只批准过"医学影像和放射治疗专业"，没听说过"医学影像专业"，执业范围不正规不能注册，要求我回河南修改。然而咨询老家卫健委后，卫健委答复他们注册的没问题，不肯修改，请问我该怎么做？

某地卫生健康委员会：小编，你好，我这里是某市的卫健委，我们前几年注册的医师，注册执业范围是"医学影像专业"，他往北京变更时，北京那边说"医学影像专业"不正规，不肯接收，现在那个医师要求我们修改注册执业专业。我有两个疑问：一是我们依据《医师执业注册联网管理系统》内的选项注册的"医学影像专业"，为什么北京那边说不正规？二是如果要修改，医师是否需要提交变更执业范围的材料？

这个疑问其实包含一系列具体问题：

第一，"医学影像和放射治疗专业"和"医学影像专业"哪个正规？

首先，按照卫生部《关于医师执业注册中执业范围的暂行规定》（卫医发〔2001〕169号）规定，在执业范围清单中只有"医学影像和放射治疗专业"可供影像医师使用，没有"医学影像专业"。

同样这份文件规定，省级卫生行政部门可以规定新专业。截至目前，河南省只制定过一种医师执业范围"麻醉专业"，没有制定其他专业。

因此，在河南省，影像医师应当注册"医学影像和放射治疗专业"。

第二，如果"医学影像专业"不正规，为什么《医师执业注册联网管理系统》中有这个选项？

因为省级卫生健康行政部门有权制定新执业范围。虽然河南省没有制定，但很可能有其他某个省份制定了"医学影像专业"。

而《医师执业注册联网管理系统》是全国所有省份所有注册机关共同使用的管理工具，任何一个省份制定的新专业都会放到系统中，被系统默认为所有注册机关的可选择项。

第三，医师需要办理变更执业范围手续吗？

医师变更执业范围，需要取得上一级学历，或至少2年的培训合格证明。在这个例子中，医师本身没有任何错误，不应承担举证责任。当地卫健委在注册时引用选项失误，应当主动纠正错误，为医师变更执业地点提供便利。

第四，注册机关有没有权力将"医学影像和放射治疗专业"简化为"医学影像专业"？

2004年之前，一些基层注册机关考虑到有的医疗机构没有放射治疗能力，为强化医师依法执业管理，确实有把"医学影像和放射治疗专业"简化为"医学影像专业"的现象。这算是基层管理的"土办法"，一度行之有效。

2004年《中华人民共和国行政许可法》（以下简称《行政许可法》）颁布实施后，我国行政许可逐步规范，依法行政、依法许可成为主流意识。医师满足申请注册"医学影像和放射治疗专业"的条件，注册机关就应当对应注册。如果医师所在医疗机构没有开展放射治疗的条件，则医师不能从事放射治疗工作。这需从加强日常监管入手，注册机关无权分解国家规定的许可事项。

小结：注册机关应注意，《医师执业注册联网管理系统》只是行政行为的工具，法律和政策才是行政行为的依据。注册工作人员需要熟悉相关医师注册政策，才能正确地使用，切不可本末倒置。医师亦应当学习政策，维护自身权益。

（2018-01-31）

注：《行政许可法》首次以法律形式确立了行政许可信赖保护原则。所谓行政许可信赖保护原则，是指公民、法人或者其他组织依法取得的行政许可受法律保护，行政机关不得擅自改变已经生效的行政许可。如需改变，必须符合两个条件：一是必须有法律依据；二是由此给相对人造成财产损失或致使被许可人的合法权益受到损害的，应当依法给予行政补偿或行政赔偿。

医师在医联体内不用办理多机构备案，怎样体现执业合法性

有同事探讨，国务院办公厅《关于推进医疗联合体建设和发展的指导意见》（国办发〔2017〕32号）规定："在医联体（包括跨区域医联体）内，医务人员在签订帮扶或者托管协议的医疗机构内执业，不需办理执业地点变更和执业机构备案手续。"

那么医师在医联体单位里执业，是否意味着什么手续都不用办理了？如果发生医患纠纷，医师如何证明执业合法性？

医师执业合法性来源于两点，一是执业能力是否胜任，二是执业活动是否属于职务行为。

执业能力胜任行医需要，标志就是取得《医师资格证书》。

执业活动是否属于职务行为，标志是医院给予医师授权，法定标志就是注册。

现行法律框架内，每个医疗机构都是独立法人，独立行使权利并承担责任。医疗机构向医师授权的法律基础仍然存在。国务院办公厅的通知没有打破这种框架，它取消多机构备案的用意，在于"鼓励医联体内医疗机构在保持行政隶属关系和财政投入渠道不变的前提下，统筹人员调配、薪酬分配、资源共享等，形成优质医疗资源上下贯通的渠道和机制"。通过取消行政审批、备案的方式，促进人员流动。

因此，国务院办公厅通知的隐藏含义，是明确了职务行为的非法定标志，即医疗机构间"签订帮扶或者托管协议"。

但帮扶或托管是机构之间的关系。常见的机构间协议非常简略，往往只有原则和目标，对采取的具体措施语焉不详。最好尽量完善细化相关协议，或者在帮扶协议下制定科室与科室之间、科室与专家之间的"子协议"，以体现机构对医师的授权。

如果实在写不出来像样的协议，办个多机构备案也行，省心省事。

西医医师开具中成药处方政策解读

2019 年 8 月 30 日，国家卫生健康委员会医政医管局召开医疗机构合理用药管理工作电视电话会议，安排部署相关工作，张宗久局长在会议上对前段时间发布的《关于印发第一批国家重点监控合理用药药品目录（化药及生物制品）的通知》中关于西医师须经培训方可开具中成药处方的规定进行了政策解读，根据录音整理如下。

一、政策的制定目的

政策的精神是：鼓励西医学习中医药理论，遵循中医药特点规律和中医辨证施治的原则规范，合理使用中成药，而并非禁止或限制西医医师开具中成药处方。政策制定的根本目的在于提高中成药临床应用水平，促进中医药事业持续健康发展。

二、政策的实施范围和实施对象

1. 通知主要用于三级公立医院绩效考核工作，执行的重点是三级医院。

2. 对于县级（二级）医院暂不做硬性要求，将在下一步县级（二级）医院绩效考核工作中逐步实施。

3. 对于基层医疗机构的 25 万全科医师和 90 万乡村医师明确可以

开具常见病、多发病的常用中成药处方，也可以延续使用中医师开具的中成药长期处方。

三、中医类别以外医师开具中成药处方的政策解读

在文件发布前已取得中医类别以外医师资格并注册执业的，且在院校教育和毕业后教育接受过中医学课程学习的，可以开具中成药处方。

（2019-08-31）

详解乡村全科执业助理医师

乡村全科执业助理医师考试曾于 2014 ~ 2015 年在河南考区进行过两年的实证研究，又于 2016 ~ 2017 年在全国其他省份开展过两年的试点，2018 年终于在河南开展考试，乡村全科执业助理医师是什么样的医师类别？有没有特别的报名条件？究竟与普通执业助理医师有什么不同？未来能否报考执业医师资格？所有的疑问可以浓缩为以下几个问题，下面将一一说明。

一、乡村全科执业助理医师的称谓

乡村全科执业助理医师是国家卫计委探索解决乡镇卫生院和村卫生室缺乏执业助理医师的有效途径，建立农村基层卫生人才遴选新机制，提高农村地区医疗卫生服务的公平性与可及性，是针对乡镇卫生院和村卫生室的工作实际设立的医师类别，与国家医师资格考试统一组织，单独命题，单独划定合格线，考试合格则发给执业助理医师资格证书，限定在乡镇卫生院或村卫生室执业。

二、乡村全科执业助理医师的报考条件

乡村全科执业助理医师报考必须同时具备两项条件：
首先是已在乡镇卫生院工作满 1 年且考核合格。

其次是必须符合《医师资格考试报名资格规定（2014 版）》中报考临床类别或中医类别医师资格的学历要求。

三、乡村全科执业助理医师的类别

执业助理医师可分为西医类别"210"和中医类别"240""250"两大类。而乡村全科执业助理医师既不是西医类别也不是中医类别，而是中西医合体的新类别，类别代码"XC"，即"乡村"两字的拼音首字母。

乡村全科执业助理医师在考试试题中既有西医内容也有中医内容，考试合格后既可以开展西医诊疗业务也可以开展中医诊疗业务。

乡村全科执业助理医师满足条件后可以报考执业医师，乡村全科执业助理医师没有对应的执业医师类别，既可以报考西医类别执业医师，也可以报考中医类别执业医师。考试合格后执业不再受限制。

四、乡村全科执业助理医师考试的组织形式

乡村全科执业助理医师的考试报名、资格审核方式、实践技能考试与医学综合笔试都与全国执业助理医师资格考试规定相同，考生报名时应当在医师资格考试网上报名系统相应栏目选择"乡村全科执业助理医师"。

乡村全科执业助理医师报名费与执业助理医师报名费相同。

乡村全科执业助理医师实践技能考试、医学综合笔试试题内容单独出题，与执业助理医师不同。

五、乡村全科执业助理医师资格证书与执业助理医师资格证书的区别

乡村全科执业助理医师资格证书编码中，类别代码不是"210""240"等，而是字母"XC"。在《医师资格证书》"发证机关"空白处加盖红色标识章，标识章全国统一格式，内容为"乡镇/村"。乡村全科执业助理医师注册取得《医师执业证书》，在"执业地点"空白处也要加盖同款红色标识章。

六、乡村全科执业助理医师注册事项

取得乡村全科执业助理医师资格证书后，持与乡镇卫生院或村卫生室签订的合同、《医师资格证书》等有关材料，到该乡镇卫生院/村卫生室所在县级卫生行政部门注册，取得《医师执业证书》，注册机构限定为该乡镇卫生院/村卫生室。如果县域内有特殊原因，如村镇合并、跨乡调剂村医等，经县卫生计生行政部门同意，可以在县域内变更注册执业机构。

乡村全科执业助理医师执业类别注册为"临床和中医"，执业范围注册为"全科医学专业"。

七、乡村全科执业助理医师应具备的能力

附件1

乡村全科执业助理医师基本标准（试行）

（一）专业、学历及工作经历要求

具备《中华人民共和国执业医师法》及国家规定的专业、学历、

工作经历要求。

（二）基本素质要求

1.尊重生命，关爱患者，能将防治疾病、维护健康作为自己的职业责任。

2.遵守职业道德，尊重个人信仰及人格，保护个人隐私。

3.遵守法律、法规、规章及诊疗护理规范、常规。

4.具有良好的心理素质。

5.具有终身学习、持续自我完善的意识。

（三）基础理论和基本知识要求

1.掌握医学伦理的基本原则。

2.掌握维护心理健康的基本方法。

3.掌握相关法律、法规、规章及诊疗护理规范、常规的基本知识。

4.掌握公共卫生的基本知识，熟悉公共卫生的基本方法。

5.掌握全科医学的基本知识，熟悉全科医学的基本方法。

6.掌握正常人体的基本形态结构和主要功能。

7.掌握农村常见急、危、重症患者的院前急救与转诊指征，了解临终关怀的基本知识。

8.掌握农村常见病、多发病的主要发病原因、临床表现、诊断要点、防治原则、基本处理措施与转诊指征。熟悉农村常见病、多发病康复的基本知识。

9.掌握慢性非传染性疾病的管理及常见危险因素与预防控制的基本知识。

10.掌握健康教育的基本知识及常用方法，了解健康促进的基本知识。

11.掌握法定传染病疫情和突发公共卫生事件的报告流程。掌握预防接种相关知识。熟悉常见传染病、地方病的防治原则。

12.掌握儿童、妇女、老年人、严重精神障碍（重性精神病）患者等特殊人群的重点卫生问题及基本卫生保健知识要点，了解计划生育政策与技术指导原则。

13.掌握国家基本药物目录中常用药物的合理用药原则，了解基本药理知识。

14.掌握中医基本知识及常见病、多发病的辨证论治。

（四）基本技能要求

1.具有基本的医学伦理的分析判断能力。

2.具有良好的人际沟通与协作的能力。

3.具有依法执业的能力。

4.具有规范地采集病史、体格检查和书写常用医学文书的能力。

5.具有基本操作技能和常用辅助检查结果的判读分析能力。

6.具有对急、危、重症患者的初步判断、现场处置和转诊的能力。

7.具有对农村常见病、多发病的初步诊断、处置和转诊的能力。

8.具有对儿童、妇女、老年人等特殊人群健康管理及慢性非传染性疾病、严重精神障碍（重性精神病）患者的基本管理能力。

9.具有开展健康教育的能力。

10.具有对法定传染病疫情和突发公共卫生事件初步判断、报告、信息收集和协助进行应急处理与管理的能力。具有实施预防接种相关工作的能力。

11.具有收集、整理、报送和管理本辖区内居民的健康信息和相关疾病预防控制资料的能力。

12.具有应用中医药适宜技术和方法防治常见病、多发病的能力。

13.具有一定的自学和知识更新的能力。

八、如何看待乡村全科执业助理医师

乡村全科执业助理医师类别是国家为了完成"健康中国"规定任务而推出的特定政策，从医师资格类别到执业范围都是为乡村医师定制的。它将中西医类别医师的内容结合起来是为了适应基层乡村医生执业现状，颇为可取；而取得该类别医师资格后，未来可以考取执业医师资格，则出乎许多人意料。

河南省乡村医师队伍经过多年努力，有能力者基本上都已取得执业助理医师资格，尚未取得执业助理医师资格者多为年龄偏大、理论知识水平欠缺的乡村医师，报考此类别医师资格较为合适。同时乡村医师考取执业助理医师后，往往难以脱产参加全科医师培训，不符合注册全科医学专业的条件，为依法执业带来不便，而该类别医师资格可直接注册全科执业范围，省去参加培训环节，也为乡村医师提供了便利。

鉴于乡村全科执业助理医师不是执业助理医师，2017年4月1日生效的《医师执业注册管理办法》部分规定不适用于该类别医师。这意味着乡村全科执业助理医师不允许变更主要注册机构，不允许办理多机构执业备案，不允许变更执业范围。该类别医师必须在签约的乡镇卫生院或村卫生室执业。

医师如果不愿意接受上述约束，只能与乡镇卫生院或村卫生室解除协议后，重新考取执业助理医师资格，或满足条件后考取高一级别的执业医师资格。

结合之前国家卫计委下发的《中医诊所备案管理办法》，可以发现国家卫计委倾向于为基层提供多种选择。先推出一种层级较低但能够解决当前突出问题的办法，当事人在满足一定条件后，也可以选择层级较高、普适性更强的选项。

（2018-01-10）

乡村全科执业助理医师直接考执业医师在法理上没毛病

　　乡村全科执业助理医师（乡助）可以直接报考执业医师（执医）资格，有的朋友提出疑问，这是不是违反《执业医师法》？

　　看到这个问题我特别振奋，"依法治国"是我们国家的基本理念，如果每个人见到奇怪的事情都从是否合法的角度多考虑一下，我们社会上就能减少许多无谓的争端，提高整体运行效率。

　　《执业医师法》于 1998 年颁布，已经实施了 22 周年，医师准入制度深入人心。医师资格考试作为国内几大考试之一，含金量只增不减。不过很多熟知的制度，并不是《执业医师法》直接规定的，而是国务院卫生行政部门根据《执业医师法》的授权，通过制定条例、部门规章、规范性文件等一系列政策法规，逐步形成目前的医师执业政策框架。

　　例如，《执业医师法》规定了医师资格的层级，分为执业医师和执业助理医师两级；而医师资格的分类，即临床、口腔、中医、公共卫生四大类别，就不是《执业医师法》直接规定的，直接来源是原卫生部的两个部门规章：

　　1.《医师资格考试暂行办法》（卫生部令第 4 号，1999 年）第三条规定：考试类别分为临床、中医（包括中医、民族医、中西医结合）、口腔、公共卫生四类。

2.《医师执业注册暂行办法》（卫生部令第 5 号，1999 年）第二条规定：执业类别是指临床、中医（包括中医、民族医和中西医结合）、口腔、公共卫生。

国家卫计委出台《医师执业注册管理办法》（国家卫生和计划生育委员会令第 13 号，2017 年），延续了《医师执业注册暂行办法》对执业类别的表述，其第七条规定：执业类别是指临床、中医（包括中医、民族医和中西医结合）、口腔、公共卫生。

这表明，根据《执业医师法》授权，国务院卫生行政部门可以自行制定和调整医师资格类别。

2016 年，国家卫计委、国家中医药管理局下发《关于开展 2016 年乡村全科执业助理医师资格考试试点工作的通知》（国卫办医函〔2016〕226 号），启动乡村全科执业助理医师资格考试试点工作，文件规定该类医师执业类别为"临床和中医"，执业范围注册为"全科医学专业"。

虽然该通知没有明确表述，但可以理解为在《医师执业注册暂行办法》规定的"临床、中医（包括中医、民族医和中西医结合）、口腔、公共卫生"四个执业类别外，增加了第五个执业类别"临床 + 中医"。依据文件规定，这个类别特点是只有执业助理医师层级，执业范围涵盖临床和中医，注册专业仅限"全科医学专业"，注册机构仅限签约的乡镇卫生院或村卫生室。

按照这个理解，设定乡村全科执业助理医师资格，以及新类别与执业医师层级直接衔接，没有超出国家卫生健康委要求的范围，法理上没毛病。

其实反过来想，医师资格考试里执业医师层级比执业助理医师层级考试难度大，医师资格考试实施 20 多年了，部分人群是因为一直都没考上执业助理医师，所以才会报考"乡助"，可以想见，"执助"都考不过的，考过执业医师的概率有多高？

国家放个能直接报考的口子，一方面给了"乡助"向上通道，有利于稳定基层医师队伍，另一方面也可能含有激励"乡助"提升能力的意思。

（2018-09-13）

是否报考乡村全科执业助理医师，不影响继续当村医

> 我是村医，50多岁了，没有学历，县里说不能报考乡村全科执业助理医师，以后不能继续做村医，怎么办？

国家鼓励村医提高层次，我国《乡村医生从业管理条例实施细则》第七条规定："国家鼓励乡村医生通过医学教育取得医学专业学历；鼓励符合条件的乡村医生申请参加国家医师资格考试。"

有没有乡村全科执业助理医师资格，区别在哪里？

最明显的区别是执业管理依据有变化。具备乡村全科执业助理医师资格，就要按照执业助理医师注册，接受《执业医师法》管理，不再按照《乡村医生从业管理条例》管理。

取得乡村全科执业助理医师资格还可以晋升职称。乡村医生的身份是农民，不算卫生技术人员，不能晋职称。但按照国家卫健委文件要求，乡村全科执业助理医师可以晋升职称，虽然起步只是"医士"，但是打开了职称通道，如果以后继续提升学历并满足其他晋升条件，就可以逐步晋升"医师""主治医师"等。

最重要的是给年轻村医提供了低门槛接班渠道。《乡村医生从业管理条例》规定，从本条例发布之日起，进入村医疗卫生机构从事预

防、保健和医疗服务的人员应当具备执业医师资格或者执业助理医师资格。有志从事村医岗位的，或许考取执业助理医师有难度，那么考取乡村全科执业助理医师也具备村医从业资格。

现有村医没取得乡村全科执业助理资格怎么办?

我咨询了河南省卫健委基层卫生健康处负责同志，据介绍，乡村医生每5年培训考核一次，考核合格者可以继续注册。在考核条件里并没有具备乡村全科执业助理医师资格这一项。

所以，是否取得乡村全科执业助理医师资格，不影响现有村医继续执业。

报名不可任性，乡村全科执助考生必看的三个要点

2018 年河南省首次开始乡村全科执业助理医师资格试点工作，有一些考生不熟悉政策，有的甚至通过考试取得资格后仍无法正常注册。经过总结发现问题主要集中在以下几个方面，提醒考生们特别注意。

一、试用机构

根据 2018 年河南省卫生健康委员会、河南省中医管理局试点通知文件规定，乡村全科执业助理医师必须从两种医疗机构报名：

1. 村卫生室。

2. 乡镇卫生院。

河南考区规定，乡村全科执业助理医师考试必须注册在报名所在医疗机构，只有特殊原因的才可在县域内同级别机构变更注册。因此，考生必须符合相关试用期的报名要求，签署知情承诺书，试用医疗机构的法定代表人同样要签署知情承诺书。

2018 年考试结束后有考生反映，因为为了离家近，他没有在自身工作的村卫生室报名，而是听从医考辅导班劝说，在相邻省辖市的乡镇卫生院挂靠报名，结果考试通过后造成无法注册。

假如考试报名系统里没有自己工作的村卫生室，可在系统中自行录入。

申请添加工作单位时，考生须上传该单位的组织机构代码证、医疗机构执业许可证的扫描件，没有医疗机构许可证可上传单位法人证书等扫描件。申请信息提交后，请主动联系该工作单位所在地的考点审核，考点审核通过后考生即可在报名系统中找到添加的工作单位。

注意：村卫生室和乡镇卫生院的登记发证机关是县区级卫计委，而考点是省辖市级卫计委，因此，考点不直接掌握乡村两级医疗机构的发证情况。假如考生发现报名系统中没有自己所在的村卫生室，切不可随意挂靠报名，录入信息后要立即向县区卫计委反映，请县区卫计委协调考点通过审核，以免影响注册。

二、带教老师

根据 2018 年河南省卫计委、河南省中医管理局试点通知文件规定，核心报名条件只有两项：

1. 已在乡镇卫生院或村卫生室工作满 1 年且考核合格。

2. 符合《医师资格考试报名资格规定（2014 版）》中报考临床类别或中医类别医师资格的学历要求。

去年有考生反映，因为自己是村医，村卫生室没有带教老师，担心不能通过报名系统审核，因而挂靠乡镇卫生院报名，造成通过后无法注册。再次提醒：

乡村全科执业助理医师资格考试不需要带教老师！

报名系统中带教老师的信息可选填，乡村一体化管理的，可以填写乡镇卫生院的执业医师信息，可以填写对口支援的县级医院的医师信息，不作为报名审核依据。请村医放心从自己的卫生室报名。

三、执业规则

国家开展乡村全科执业助理医师资格试点是为了加强农村基层医师队伍建设、缓解农村缺乏执业助理医师的问题，考试合格人员定位是"高配版"村医和"低配版"执业助理医师。

比村医高配在哪儿？

自动具备全科执业范围，可以晋职称，按《执业医师法》管理，将来可以考执业医师资格。

比执业助理医师低配在哪儿？

限制注册地点，不能变更执业地点和执业范围，不能多机构执业。

注意：国家允许乡助将来考执医，可不是设计个"乡村全科执业医师资格"让你考，而是根据考生初始学历，分别报考现行的西医临床类别执业医师或中医类别执业医师。难不难？难！难就对了，国家出台乡村全科的政策目的，是为了缓解农村基层医师不足的问题，可不是要拉低全国执业医师整体水平。

乡村全科执助考试单独命题，单独划线，2019年河南省乡村全科执助考试，1万多人报名，考试通过8 000多人，技能考试和笔试的通过率都在70%~80%。比其他类别通过率都高得多。

（2019-01-17）

从村卫生室剖析执业政策

医疗机构和医师执业管理政策像紧密结合的两张大网，把天地间所有医院、医师执业活动囊括其中。大型医疗机构无疑是网络的核心，村卫生室是最基层的医疗机构，处在大网尽头的接合处，是医疗机构体系的边界，仔细研究村卫生室的执业管理政策，也会发现一些在大医院见不到的、有趣的现象。

比如医疗机构登记的诊疗科目，一般来说就是允许医疗机构开展执业的区域范围。人们平时感触不深，因为在大医院里，诊疗科目与医师执业范围基本对应，群众对医师执业范围关注度更高，而在村卫生室就不一样。

在村卫生室里执业的绝大多数是乡村医生。乡村医生依据《乡村医生从业管理条例》规定从事"预防、保健和一般医疗服务"，不同于执业（助理）医师，没有执业范围一说。规范村卫生室执业区域的就只有诊疗科目，政策没有规定乡村医师可以做什么和不可以做什么，而是通过明确村卫生室的职能定位，规范引导乡村医生的执业行为。这为观察医疗机构执业管理提供了一个难得的实例，使我们能观察到医疗机构执业管理最本质的一面。

还有，村卫生室诊疗科目里的"预防保健科、全科医疗科和中医科（民族医学科）"都对应临床医疗活动，没有体现公共卫生服务的诊疗科目，而村卫生室确实承担基本公共卫生工作。

基本公共卫生服务是政府向全体居民提供，是公益性的公共卫生干预措施，主要起疾病预防控制作用。国家为公共卫生医师制定了执业范围"公共卫生类别专业"，没有为公共卫生服务设置对应的诊疗科目，因此可以这样理解，公卫医师注册不需要对应诊疗科目，不仅可以注册在疾控中心，也可以注册在医疗机构。

从事基本公共卫生服务的也不必是公共卫生医师，乡村医生也可以开展一些公共卫生执业活动。

这就是小而精的村卫生室，还有其他类似的例子，不再一一列举。

（2018-07-20）

成人教育学历可用于变更执业范围

　　网友：尊敬的老师，您好，我是一名专科毕业生，2013 年毕业，2014 年 12 月 31 日取得执业助理医师资格证，2015 年 10 月 20 日注册于诊所（执业范围为内科）。后因工作调动至今（从事外科工作），2016 年 12 月 23 日执业地点变更至我现单位（医师执业证书执业范围未变更），同年 12 月 2 日取得医师资格证书。我于 2017 年 1 月 1 日取得成人本科毕业证，也已取得学士学位（目前学士学位证还未下发）。现就变更执业范围的问题如下：

　　1.变更执业范围时需提供比原学历高一级的学历，我的成人本科算吗？

　　2.如果成人本科学历算的话，我是不是得等到学位证下来以后才能变更执业范围？

　　3.如果不可以，那什么样的学历才算高一级的学历？执业范围应如何变更？

　　医师变更执业范围需要"与拟变更的执业范围相应的高一层次毕业学历或者培训考核合格证明"，这一规定出自卫生部、国家中医药管理局《关于下发〈关于医师执业注册中执业范围的暂行规定〉的通知》（卫医发〔2001〕169 号）。

1999 年 7 月 16 日卫生部公布《医师执业注册暂行办法》，很快卫生部、国家中医药管理局下发了《关于下发〈关于医师执业注册中执业范围的暂行规定〉的通知》（卫医发〔2001〕169 号）作为配套文件。2017 年 4 月，国家卫计委新版《医师执业注册管理办法》正式生效，同时废止《医师执业注册暂行办法》，但并没有废止《关于医师执业注册中执业范围的暂行规定》，因此，这条规定继续有效。

成教学历是国家教育部门认可的正式学历。成教学历之所以总是受到非议，是因为原国家卫计委、国家中医药管理局、教育部在医师资格考试报名资格上对成教学历有部分限制性的规定（比如 2002 年之后入学的成教学历不能作为首次报考使用等）。然而医师注册是与医师资格准入不同的行政许可行为，医师资格考试的学历限制政策并不必然适用于医师注册。在医师注册方面，除了《关于医师执业注册中执业范围的暂行规定》之外，并没有其他文件对变更执业范围所需学历有进一步要求，因此，成教学历应当同全日制学历享有一样的待遇。不用考虑具体毕业日期，只要在申请变更执业范围之前已经取得成教文凭，只要所学专业与本人医师类别一致，就可以申请变更执业范围。至于学位，一般不包含在学历的概念里，有毕业证书就够了。

成教学历不仅可用于变更执业范围，还可以用来继续深造、晋升卫生专业技术资格等。鉴于成教学历可以兼顾学业与工作，在未来一

注：近年来，随着加强儿科等人才短缺专业建设的呼声高涨，高等医学院校专业本科阶段逐渐恢复儿科专业设置。因为我国医师资格为分类管理，高校儿科专业与临床医学专业都属于报考临床类别的专业范围，因此，儿科本科毕业的学生考取临床类别医师资格后，可以选择不注册儿科专业，而选择其他的非儿科专业。如果继续取得高一级其他专业的研究生学历，可用来变更注册执业范围。

段时间内仍将发挥重要作用。

有心的同学或许发现，国内不同地区的卫计委对高层次学历的界定不一致。有的地方只允许研究生学历作为变更执业范围的高一层次学历依据。这是因为从 2001 年至今，虽然《关于医师执业注册中执业范围的暂行规定》没有改动，但是医学教育环境改变了很多。在文件出台的年代，本科和专科的很多医学文凭都是分专业方向的（如医学影像专业、妇幼专业、儿科专业等），可以与部分执业范围直接对应。随着高等医学教育的逐渐规范，本科和专科的医学专业归并统一为"临床医学专业"，且不再标注方向，只有硕士层次才分专业方向。有的地方认为本、专科文凭不能体现"与拟变更的执业范围相应"这一要求，因而只认可研究生学历。这些地方往往都是社会经济和医学教育发达的先进地区，医师来源主体就是本科生，变更执业范围要求研究生学历也不足为奇。我认为这种理解也有一定道理，这属于历史变迁带给卫计委的自由裁量权。区别在于发达地区取其强，欠发达地区取其弱。除非国家卫健委重新下发文件统一解读，否则只能依据当地卫健委的规定执行。

（2017-06-12）

医师定期考核不是考试而是总结

> 助理今年没有参加考核，明年影响报考执业医师考试吗？
>
> 今年执业医师刚考过职业医师，不参加助理的定期考核有什么影响吗？
>
> 我马上要变更注册到外省，如果明年再变更回河南，是不是就不用考核了？

医师定期考核是医师日常监管工作方式之一，属于专项工作。河南省在医师注册、变更主要执业机构、医师资格考试等事项上都不与定期考核结果挂钩。所以助理医师不参加医师定期考核不影响报考执业医师资格考试，也不会影响正常注册。

但是，如果因为这样就不参加定考，这种思路是不妥的。

有正当理由可以不参加，对执业年限长、有良好执业行为者走简易程序，可以免试业务水平测评，重点检查医德医风、履职情况，对考核不及格者不断提供补考机会，这是医师定期考核。

医师定期考核不是考试而是总结。是对前几年有无认真工作依法执业情况的全面回顾。医师定期考试就像一项安全帽，医师执业时总要戴上，虽然有时觉得没有用，但可以一直提醒自己按规矩做事，按规矩做人，不能放松对自己的要求。

（2017-11-29）

口腔专业是万能专业吗

口腔医师注册时，常听到一种说法，"注册口腔专业就行了，什么都能干"，真的是这样吗？

真不真，要从口腔医师执业范围变化说起。

现行医师执业范围的渊源，都来自 2001 年卫生部《关于医师执业注册中执业范围的暂行规定》（卫医发〔2001〕169 号），文件规定了口腔类别医师执业范围："①口腔专业；②省级以上卫生行政部门规定的其他专业。"

第二条是兜底条款，给省级留个口子，而省级一般很少自行制定医师执业范围，因此，当时口腔类别医师只有"口腔专业"一个执业范围。

在那个年代，与口腔治疗相关的业务，口腔专业医师确实是什么都能做。口腔医师想开设口腔诊所，自己一个人就可以满足业务要求。

2006 年时，卫生部修订了口腔类别医师执业范围："①口腔专业；②口腔麻醉专业；③口腔病理专业；④口腔影像专业；⑤省级以上卫生行政部门规定的其他专业。"

口腔类别执业范围一分为四，意图很明显。既然国家并列设立了口腔麻醉、病理和影像专业，口腔专业就不能包含这些内容了。

这次变动的优点，是明确了口腔医师可以从事影像工作，解决了长期以来放射卫生管理上的争议。

同时也带来新问题，口腔医师拔牙或者做牙根处理时注射麻药，是否需要口腔麻醉专业医师操作？以前口腔专业医师就能操作牙片机这样的机器，现在是否需要口腔影像专业资质？

问题虽然都不大，却容易引起混淆，给医师带来不安全感和执业风险。

为了方便基层医师执业，减轻基层医疗机构人力成本，消除政策后顾之忧，河南省卫健委推进医师多专业注册制度，明确在基层医疗机构执业的医师，可最多注册3个执业范围，该规定适用于口腔类别医师。最紧要的是，变更执业机构后，执业范围还可以不变，在符合医疗机构工作条件的前提下多专业执业。

注册专业四选三就好办多了。新进口腔科的医师们，注册时可要把握好了。

（2019-02-27）

如何把握医师多专业注册中的
"考核批准"

2018 年 11 月 9 日，国家卫健委下发《关于优化医疗机构和医护人员准入服务的通知》（国卫办医发〔2018〕29 号），规定："在县级及县级以下医疗机构执业的临床医师，从事基层医疗卫生服务工作，确因工作需要，经县级卫生健康行政部门考核批准，报设区的市级卫生健康行政部门备案，可申请同一类别至多 3 个专业作为执业范围进行注册。"

应如何把握"考核批准"的要求呢？

首先看能不能做。各级政府编制部门都编制有行政管理职权清单目录，每一级每个行政职能部门有哪些许可事项，有哪些行政管理事项等都列得非常清楚，凡不在目录上的事情，行政部门是不能做的。县级卫生行政部门应首先厘清行政目录上有没有该"考核批准"事项，按照目录开展工作。

其次看需不需要做。医师注册已经全部采用全国联网的电子化注册系统，各级注册机关通过系统办理注册，也可通过系统便捷查询多专业注册医师，因此，人工备案、纸质备案等方式已非必需。

最后看如何去做。要注意"考核批准"这段文字规定的最初来源是 2001 年卫生部《关于医师执业注册中执业范围的暂行规定》（卫医发〔2001〕169号），2001年与2018年的两份文件都属于普通规范性文件，而根据2004年生效的《行政许可法》，已经明确只有法律和行政法规才可以设置行政许可，因而"考核批准"不是行政许可。

再则，考核不是考试，考核的目的和组织形式都与考试不同。考试目的比较单纯，就是在尽量一致的环境下筛选符合条件的受试者。而医师注册考核的主要目的，是核实医师注册条件的真实性以及医师注册需求的合理性。在组织形式上，考试一般为集中、定时的笔试、面试等，考核更具多样性、开放性。

（2018-12-25）

多专业注册的机构、人员适用范围

河南省《关于在县级以下医疗机构推进医师多专业注册的通知》（豫卫医〔2018〕38号），就简称38号文吧，发布以后引起了很多朋友关注。怎么把握通知的要求呢？

38号文的特点是老政策、新思路。

县级以下医疗机构的医师可以注册多个执业范围的规定早就有了。2001年卫生部在《关于医师执业注册中执业范围的暂行规定》中规定：在县及县级以下医疗机构（主要是乡镇卫生院和社区卫生服务机构）执业的临床医师，从事基层医疗卫生服务工作，确因工作需要，经县级卫生行政部门考核批准，报设区的市级卫生行政部门备案，可申请同一类别至多3个专业作为执业范围进行注册。

2012年时，卫生部对广东省卫生厅有个批复，进一步明确了"县及县级以下医疗机构"确有需要时可以扩展到县医院、县中医院和县妇幼保健院。

虽然政策出台很早，但文中某些环节没有具体表述，如加注专业有什么条件、医师变更执业机构要不要注销多专业，助理医师升执业医师时执业范围能否变更等，操作性不强，致使很多基层注册机关执行得不到位甚至没执行，很多基层医师也不清楚这一规定。

38号文抛开医生只能注册一个专业的固化思维，通过主动鼓励、促进医师多专业注册，进而破解基层医疗力量薄弱难题。

医改进行到目前阶段，县级医院已经成为县域内医疗中心、县域医共体的龙头，承担着"大病不出县"的重要职责，但县级医院本身面临人员少、任务重的压力，有必要进一步解放医生生产力，所以38号文指定县级医院可以开展医师多专业注册。

通过38号文，全省范围内县医院、县中医院、县妇幼保健院、乡镇卫生院和社区卫生服务机构都可以开展医师多专业注册。

需要特别注意一点：村卫生室不在此列。

村卫生室是基层医疗机构，一方面执业人员大多是乡村医生，依据《乡村医生从业管理条例》执业，本身没有执业范围，自然不存在多专业注册问题。

另一方面根据承担的医疗服务职能，原卫计委《村卫生室管理办法（试行）》规定诊疗科目为预防保健科、全科医疗科和中医科（民族医学科），原则上不得登记其他诊疗科目。如果从业人员是执业医师，最主要的执业范围是全科医学专业，没有多专业注册的业务需求。因此，原卫生部文件里就没提村卫生室。

除村卫生室外，省级、市级、区级公立医院、民营医疗机构都不在多专业注册范围内。

可以多专业注册的人员范围：全省范围内县医院、县中医院、县妇幼保健院、乡镇卫生院和社区卫生服务机构内的执业医师都可以开展多专业注册。但事无绝对，这些机构里有的医师不适用38号文：

1.中医执业（助理）医师。按照《河南省中医（中西医结合）执业医师执业范围管理办法》等文件执行。河南省规定的中医专业1、2、3分别涵盖多个专业，已经相当于多专业注册，不必执行38号文。

2.乡村全科执业助理医师。国家新制定的医师资格类别，执业范围只有全科医学一种，限定注册在乡、村两级执业机构，不能变更或加注其他医师类别的执业范围。乡村全科执业助理医师们未来考取执业（助理）医师资格，可以多专业注册。

3. 短线专业加试合格医师。目前有院前急救和儿科两个短线专业，只有执业医师层级，在医师资格考试4个考试单元外加试1个单元，累加5个单元成绩合格取得该专业医师资格，这类医师资格不能变更执业范围，想要换专业必须重新参加医师资格考试。

对普通医师而言，允许在指定的县级以下医疗机构内执业，即首次注册可最多选3个执业范围，也可从1个专业逐步加注到3个执业范围。在非指定的医疗机构内，医师除了正常的转岗培训合格加注执业范围外，不能开展多专业注册。

但是，县级以下医疗机构内已经注册多个执业范围的医师，变更到其他医疗机构，多个执业范围仍然是有效的。

注：在38号文发布几个月后，2018年11月9日，国家卫生健康委员会办公厅、国家中医药管理局办公室下发《关于优化医疗机构和医护人员准入服务的通知》（国卫办医发〔2018〕29号），规定"在县级及县级以下医疗机构执业的临床医师，从事基层医疗卫生服务工作，确因工作需要，经县级卫生健康行政部门考核批准，报设区的市级卫生健康行政部门备案，可申请同一类别至多3个专业作为执业范围进行注册"。

多执业范围的注册与应用

医师多执业范围如何注册和应用，可以浓缩为以下几个问题。

一、医师能否注册任意执业范围

理论上，医师可以自由选择医师资格类别下的执业范围，但在实际工作中有限制，以下几种情况不能注册：

一是所在医疗机构没有开展的业务。医师必须根据所在医疗机构工作开展情况注册执业范围。如果所在医疗机构没有开展，则不能注册相关专业。如某县医院没有精神科，医师就不能注册精神卫生专业。某乡镇卫生院没有麻醉科，医师就不能注册麻醉专业。

二是需要特殊门槛的执业范围。如医师必须经过全科培训合格后才能注册全科医学专业。即便医院开设有全科医学科，医师如未经培训，也不能直接注册全科医学专业。

三是对医疗机构有特殊要求的执业范围。如"重症医学科"只允许二级以上综合医院设置，在"重症医学科"执业的医师应注册"重症医学科"专业。一级以下的医疗机构、妇幼保健机构等的医师就不能注册"重症医学科"专业。

二、医师怎样注册多个专业

这是以往政策忽略的环节。多专业注册可以分为首次注册和加注注册。

首次注册相对简单，医师根据所在医疗机构开展工作情况，在合理范围内（即不违反不能注册前提）选择 1~3 个执业范围直接注册。

加注注册应按照变更登记程序办理，即要求提升一级学历或经过 2 年以上在三级医疗机构进修培训并考核合格。通过医师转岗培训考核合格的也可以加注。

三、医师多专业注册后，如何应用

医师注册的多个执业范围没有第一、第二执业范围的区别，所有执业范围是平等的，具备相同的法律效力。

医师注册 1 个执业范围时 1 人顶 1 人用，注册 3 个执业范围时，1 人可以顶 3 人用。多专业医师的执业范围可以作为所在医疗机构设置诊疗科目的依据。医疗机构应当科学合理的设置岗位，既要发挥多专业医师的长处，也要保障医师合理轮班休息，最重要是保障医疗质量安全。

多专业注册医师也可以分别或同时使用 1~3 个执业范围，办理多机构执业备案。与其他医师一样，备案医师不能作为行政许可和评审的人员依据。

四、医师变更主要执业机构，多专业如何应用

医师在原单位注册 3 个执业范围，必然与工作需要相一致，但如果变更主要执业机构，其执业范围与新机构的工作状况就不一定全部

吻合。医师应按照所在医疗机构诊疗科目允许范围执业。

如某医师注册有内科、儿科、性病与皮肤科 3 个执业范围，变更到某县医院，该医院开设有内科与儿科，没有开设性病与皮肤科，则该医师可以按照医院安排开展内科、儿科执业工作，不能开展性病与皮肤病专业执业活动。

反过来，该医院可以将该医师作为申请增加皮肤病诊疗科目的人员依据之一。

五、执业助理医师取得执业医师资格后如何办理多专业注册

执业助理医师办理多专业注册，与执业医师相同。区别在于取得执业医师资格时，相当于执业医师首次注册，执业助理医师可保留原执业范围，也可以直接变更个别或全部执业范围，变更时不需提交三级医院 2 年的进修培训合格证明，也不用提升学历。

六、能否跨类别注册执业范围

跨类别注册执业范围，这种情况多发生在临床类别与中医类别、临床类别与口腔类别之间。根据国家规定，一名医师允许取得多个医师资格类别，但只能选择注册其中一个医师资格，不能同时注册两个及以上医师资格。因此，多专业注册仅限于同一类别下的执业范围。

目前公共卫生类别下只有 1 个执业范围，38 号文对其只有指导意义。假如将来国家增设公共卫生类别医师的执业范围数量，同样可以多专业注册。

（2018-08-28）

多专业注册的价值

基层医师最多能注册几个专业呢?

按照现有政策,医师可以首次注册 3 个,然后分别参加医师转岗培训,然后注册相应专业,目前有全科、儿科和精神科 3 种医师转岗培训,理论上 1 个医师最多可注册 6 个专业。

假如将来国家增加医师转岗培训种类,理论上注册专业数量还可以继续增加。

但是,这对医师个人而言是不是最佳选择呢?

有朋友留言:

 淼上行舟 👍 23
我们在考取执业医师资格证书的时候,本身就已经对内、外、妇、儿、影像、病理、生理、生化、解剖、病生、传染病、寄生虫、精神病等专业进行了考核,并且考核是合格的,所以本来就是全科医师,什么专业都可以干,现在人为限定了这么多条件,是对医疗资源的严重浪费!

我完全同意他的看法,通过医师资格考试的医师具备通科的才能,本应该更好地发挥作用,过多的限制真的是浪费了医疗资源。

但是,必须看到另一面,即你可以自由地学医,但医学不完全自由。

医学是为人民健康服务的，脱离了这个目的，医学就失去了存在的价值。因此，为了保障人民健康，医学在不断改变。

古时候医师没有准入制度，零门槛，可以自学也可以拜师，觉得差不多可以就开诊，治成什么样没人管，也没有非法行医罪、医疗事故鉴定等法律法规限制。

近代以来，不但欧美国家陆续建立医师资格准入制度，连亚非拉等发展中国家也搞起来了。为什么呢？因为公民社会要求政府提供质量稳定、有一定效率的医疗保障机制，自生自灭的医师传承显然不能满足要求。有实力的国家逐步建立医学院校，系统、批量地培训医学生，并通过统一标准的测试衡量医学生的能力水平，通过者进行注册，表示遵守法律法规，履行医师职责，即成为医师。为了保障人民健康，医学为自己设立了围栏。

现代医学已经发展了一百多年，已经度过了发现血型、发现细菌、发现病毒、发现青霉素的青涩时代，成为融合生物、物理、化学、制药、信息工程等多学科的尖端科技、各专业高度细分密切合作的宏大产业链。现代社会需要什么样的医生？

必定不需要什么都懂一点但什么都不精的"万金油"医生！

必定需要在某一专业领域精进突破的医生！

同时医学领域仍非常广泛，而人类生命有限，"吾生也有涯，而知也无涯"，怎么办？个人在医道上如何发展？

只能舍弃大部分领域，集中精力努力在某一方向精进突破！

德智体美劳全面发展的人物，我只见过一个，《射雕英雄传》里的黄药师绝顶聪明，天文地理琴棋书画诗词曲赋数术易理，无不精通。他的武功尽皆自创，却位列全天下武学榜前五，女儿黄蓉仅得之皮毛便纵横天下。他武功如此之高却名为"药师"，想必精通药理不逊于武学。发明了桃花岛的"九花玉露丸"辟百病，克邪毒，闻名天下，郭靖、黄蓉、杨过一干人被此药救过无数次性命。大家扪心自问能不能做到这样，做不到的就找准一个方向发展吧。

我们尊重医师的选择权，为医师选择专业提供了最大限度的自由，但不鼓励医师成为执业范围收集狂，而是通过多专业注册解决执业中的实际问题。

曾经有个案例，某医院妇产科的妇产专业医师给新生儿开具黄疸检查单，而患者认为该医师执业范围不是儿科专业，投诉其超范围执业。

曾经有某省直三级医院的眼科医师咨询眼科专业医师能否操作眼部超声。

也有基层医院的医师紧张地咨询该院内科与儿科患者混在一起，是否存在违规执业风险。

这些困扰都可通过多专业注册解决。

妇幼保健院医师可以同时注册妇产科专业和儿科专业，基本覆盖所有患者群体。

神经科医师可以注册内科专业、外科专业、影像与放疗专业，融合神经内科、神经外科、介入科之长，全面提升脑科诊疗技术。心血管医师、肿瘤科医师等都可以照此注册。

口腔医师注册口腔专业、口腔影像专业和口腔麻醉专业，可以独立完成大多数口腔科操作。

立志为基层群众服务的医师，可以注册全科医学专业、医学检验与病理专业、影像与放疗专业，具备基层执业的绝大多数资质。

多专业注册能直接解决的问题不算多，县级以下医疗机构的范围能否继续突破、多专业数量能否继续扩展等，都可能随着政策变化而调整，但传递出的思想理念，即贴近基层群众和医务人员、解决实际问题、尊重医学规律、扶持学科发展等，才是真正价值所在。

（2018-09-05）

注册医师变更执业机构时应保留全部执业范围

依据卫生部《关于医师执业注册中执业范围的暂行规定》（卫医发〔2001〕169号）有关条款，基层医疗机构医师可以注册最多3个执业范围。而当基层多专业医师变更到上级医疗机构时，注册机关往往只允许医师保留1个执业范围，依据同样是卫生部《关于医师执业注册中执业范围的暂行规定》（卫医发〔2001〕169号）。

医师进行执业注册的类别必须以取得医师资格的类别为依据。医师依法取得两个或两个类别以上医师资格的，除以下两款情况之外，只能选择一个类别及其中一个相应的专业作为执业范围进行注册，从事执业活动。医师不得从事执业注册范围以外其他专业的执业活动。

在县及县级以下医疗机构（主要是乡镇卫生院和社区卫生服务机构）执业的临床医师，从事基层医疗卫生服务工作，确因工作需要，经县级卫生行政部门考核批准，报设区的市级卫生行政部门备案，可申请同一类别至多三个专业作为执业范围进行注册。

但随着《行政许可法》颁布实施，以及《医师执业注册管理办法》推行医师区域注册，强制注销医师多个执业范围已不符合现行政策环境。原因如下：

1.医师注册执业范围是对个人能力的许可。医师以个人名义申请注册，注册机关核定医师个人的执业范围。假如某医师有内科与儿科两个执业范围，从 A 医院变更到有内科没儿科的 B 医院，他可以从事内科专业；再从 B 医院变更到有儿科没内科的 C 医院，他可以从事儿科专业，他的个人能力保持不变。只要医疗机构环境允许，医师可充分发挥个人能力。虽然医师能否行使全部能力受到所在医疗机构诊疗科目约束，但医师保持个人能力不受外界影响。

2. 医师注册执业范围属于行政许可，无正当理由不能取消。《执业医师法》与《医师执业注册管理办法》只规定了医师可以注销注册，而未规定可以单独注销某个执业范围。卫医发〔2001〕169 号是普通规范性文件，设立和取消行政许可的法律效力不高。因而注销多个执业范围缺乏足够的法律依据。应当注意的是：医师原本合法取得执业范围，在保持个人能力不变的前提下，仅因变更执业机构就被注销数个执业范围许可，有违行政许可"信赖保护"原则。

3. 注销多机构备案医师的执业范围，可能引发法律问题。依据《医师执业注册管理办法》，基层医疗机构多专业注册的医师可依据不同执业范围分别在不同医疗机构备案后执业。医师变更主要机构时，如只允许保留一个执业范围，则该医师依据其他执业范围办理过的备案无疑会受到影响，该医师与备案机构所签署的协议是否有效、该医师正在进行的诊疗行为是否合法等，将引发一系列新问题。

4. 注销多个执业范围，有侵犯公民自由择业权的嫌疑。《中华人民共和国宪法》规定：中华人民共和国公民有劳动的权利和义务。劳动就业权作为劳动者最基本的权利。市场经济下的劳动就业权，一般包含两重含义：一重含义是自由工作或就业的权利，这一权利包含两个内容，一个是平等就业权，另一个是自由择业权。再一重含义是请求提供有报酬的工作机会的权利，又称职业保障权。自主择业权是指劳动者可以自主选择职业的权利，包括是否从事职业劳动、从事何种职业劳动，进入哪一个用人单位工作等方面的选择权。劳动者享有自主择业权是劳动者人格独立和意志自由的法律体现。劳动者自主择业，有利于充分发挥劳动者的聪明才智和劳动热情，有利于提高劳动效率，有利于建立新型、稳定的劳动关系。任意注销医师合法取得的执业范围，显然削弱了医师和用人单位的双向选择权，限制了人才的自由流动。

（2018-09-29）

公布单元成绩，即实质上的成绩复核

长期以来，国家医师资格考试没有成绩复核制度。每年成绩公布后都有考生质疑考试分数是否正确，但是医师资格考试没有设计成绩复核渠道，考生纵有万般不愿也无可奈何。

2017年医师资格考试实践技能考试结束后，一些考生倾诉不能复核成绩的苦楚。我感慨不已，发布文章从考生角度发出呼吁，希望国家有关部门尽快出台制度，方便考生复核成绩。

2017年医师资格考试笔试成绩公布后，奇迹出现了，成绩单上除总成绩外，出现了各单元的分数。

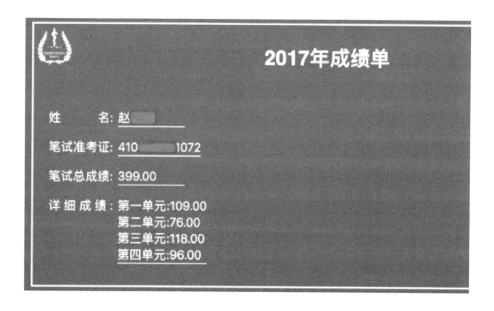

2017年成绩单

姓　　　名: 赵▓▓▓▓

笔试准考证: 410▓▓▓▓▓1072

笔试总成绩: 399.00

详细成绩: 第一单元:109.00
　　　　　第二单元:76.00
　　　　　第三单元:118.00
　　　　　第四单元:96.00

对于这个变化，考生们可能觉得无所谓，顶多方便了一点，但这个变化背后表现出很多深层次内容。

一、它就是实质上的成绩复核制度

高考、司法考试、注册会计师考试、执业药师等考试的成绩复核方式，其实万流归宗，都一样，所有考试的成绩复核，实质都是将各单元成绩再累加一遍查看有无漏登错登，没有一家例外。今年医师资格考试直接公布单元成绩，等于为全部考生复核了成绩。

可能有考生问：如果对某一单元成绩有疑问怎么办？

答案是：各类大型公开考试都不会复核试卷具体判分情况。现在大型考试都实行计算机判读答题卡，判题标准是一致的，不存在改卷人主观因素。如果分数与考生预期有差异，要么是考生分析答案有误，要么就是答题卡填涂不规范。

有考生说核对标准答案应该得分更高。据了解，国家医学考试中心从来没有出版过医师资格考试笔试标准答案。所谓标准答案，都是社会机构自行编纂的，准确率并无保障。而考生手册上早已说明，答题卡填涂不规范的后果由考生自行承担。

所以，公布单元成绩，即实现了成绩复核。

二、它体现了医考的公开与自信

医师资格考试的成绩复核不实施则以，一旦实施就彻底、到位。不需要考生单独申请，直接实现全覆盖，领先于其他国家级考试。

医师资格考试涉及国家、考区、考点三级考务组织机构，行政管理、考官、监考员、巡考员、引导员等数千个考场和数万名考务工作人员，试卷命题、运输、储存、发放、回收、报名审核、组织考场等数十个关键环节，在经过长达一年的考试流程中，出现差错、疏漏的可能性始终存在，而一旦出现差错，就很可能表现在最终成绩上。国家公布各单元成绩，体现出对医师资格考试全流程管理水平和能力的提升。

三、它体现了行政管理智慧

如果按照传统思路，增加成绩复核渠道，需要修改《执业医师法》或《医师资格考试暂行办法》，那可不是小事。《执业医师法》是全国人大常委会颁布的法律，《医师资格考试暂行办法》是部门规章，如需修改均要启动立法程序，没几年功夫下不来。即便从简，由国家卫健委医考委单独起草医师资格考试成绩复核办法，由于涉及考生利益，那也将是一份规范性文件。

按照制订规范性文件有关规定，可能要经过调研、起草、内部征求意见、公开征求意见、法核、党组讨论等一系列流程，办结全部流程需要几个月时间。而国家医学考试中心通过技术面上小小的调整，节约了行政资源，缩短了决策时间，使所有考生在成绩公布的同时享受到成绩复核，是行政管理中的经典之作。

（2017–11–07）

医师定期考核不合格暂停执业性质辨析

《执业医师法》规定，医师应当参加考核。《医师定期考核管理办法》明确应当每两年组织一次定期考核，对考核不合格的医师，卫生健康行政部门暂停其执业，原文如下：

"第二十六条对考核不合格的医师，卫生行政部门可以责令其暂停执业活动3~6个月，并接受培训和继续医学教育；暂停执业活动期满，由考核机构再次进行考核。对考核合格者，允许其继续执业，但该医师在本考核周期内不得评优和晋升；对考核不合格的，由卫生行政部门注销注册，收回医师执业证书。"

曾有一些基层同志咨询"暂停执业活动3~6个月"是否属于行政处罚，我认为不是行政处罚。

重温一遍条款后，我原先的观点没有变，但梳理了支撑观点的依据：

一是从背景上，医师定期考核不是考试，也不是行政许可，考核目的是确认医师执业状态，规范医师执业行为，提升医师内涵素养，而不是一定要刷掉一批人。暂停执业含有警告的意思，但从起草意图来看，不需要用行政处罚来对待考核不合格人员。

暂停执业环节的设计思路，更像是院长交代参加规培的弟子：你初试没考好，可能是前段工作太忙，从现在起你不用参加值班了，认真看书争取补考通过，不然饶不了你。

二是从环节上，医师暂停执业期满，经培训合格，还有机会再次参加考核，考核合格可以继续执业。暂停执业期间，他的定期考核还未完全结束，还没有正式的考核结果。即便要行政处罚，也应以正式考核结果为依据。

所以暂停执业不应属于行政处罚。

郑州市卫生健康委医政医管处张岚处长也提出了自己的看法：对考核过程中某个环节的处理程度，应当轻于考核终结的处理程度。定期考核不合格最终处理是注销注册，而注销尚不属于行政处罚，暂停执业的性质应当更轻微，更不属于行政处罚。这个观点也很有道理。

《医师定期考核管理办法》是于 2007 年公布的，当时还没有全国联网的医师注册系统。卫生计生行政部门暂停医师执业，只需要向医院发通知停止处方权，或者暂扣执业证书就行了。

现在医师有了全国联网注册系统，还可以多机构执业，卫生计生行政部门只向医院发通知就不够用了，可能需要在联网注册系统里操作，这种操作属于方式、方法层次的管理手段，不是行政处罚。

（2019-09-06）

医疗美容主诊医师备案渊源

2002年1月22日，时任卫生部部长张文康签署《医疗美容服务管理办法》（中华人民共和国卫生部令第19号），2002年5月1日起，该管理办法正式生效。

《医疗美容服务管理办法》首次明确了医疗美容服务的含义，即"运用手术、药物、医疗器械以及其他具有创伤性或者侵入性的医学技术方法对人的容貌和人体各部位形态进行的修复与再塑"，也规定了医疗美容作为医疗机构的一级诊疗科目（包含美容外科、美容牙科、美容皮肤科和美容中医科4个二级诊疗科目）。根据医疗美容项目的技术难度和可能发生的医疗风险程度，下发了《医疗美容项目分级管理目录》，对医疗美容项目实行分级准入管理。

《医疗美容服务管理办法》颁布以来，各级卫生健康行政部门持续推进医疗美容服务的相关管理措施，对规范医疗美容服务起到了很大作用。《医疗美容服务管理办法》提出了"美容主诊医师"新概念。

我国医学生在院校学习，以及参加医师资格考试取得执业资格，都是按照通科医师进行培养教育，医师进入临床后再分专业执业。《医疗美容服务管理办法》首次按照国际通行的专科医师制度提出了"医疗美容主诊医师"的概念，是我国实施专科医师制度的初始。由于医疗美容涉及多个医师资格类别（临床、口腔、中医），因此，不设专门的医疗美容执业范围，而按照专业资格方式实施人员准入。办法规定省级卫生计生行政部门按照执业人员的从业经历、进修培训等情况进行医疗美容主诊医师资格认证。

申请人经认证以后核发《医疗美容主诊医师证书》，既是对从业医师资质的认可，也为行政部门管理提供依据，同时还可以进一步向社会公开相关信息，加强群众监督，这项规定是《医疗美容服务管理办法》管理逻辑的重要一环。

《医疗美容服务管理办法》第十一条规定：负责实施医疗美容项目的主诊医师必须同时具备下列条件：

1. 具有执业医师资格，经执业医师注册机关注册。

2. 具有从事相关临床学科工作经历。其中，负责实施美容外科项目的应具有6年以上从事美容外科或整形外科等相关专业临床工作经历；负责实施美容牙科项目的应具有5年以上从事美容牙科或口腔科专业临床工作经历；负责实施美容中医科和美容皮肤科项目的应分别具有3年以上从事中医专业和皮肤病专业临床工作经历。

3. 经过医疗美容专业培训或进修并合格，或已从事医疗美容临床工作1年以上。

4. 省级人民政府卫生行政部门规定的其他条件。

如果正常推进下去，美容主诊医师将成为我国首类专科医师，并将会有更多类别专科医师。然而2003年8月27日，第十届全国人民代表大会常委会第四次会议通过了《行政许可法》，这是部里程碑式的法律，从根本上规范了行政许可的设立。《行政许可法》规定只有法律才可以设定行政许可。我国医师管理的最高法律依据《执业医师法》中没有规定专科医师制度，因而所有的专科医师准入计划均不能实行，医疗美容主诊医师证书也因此搁浅。此后10余年，《医疗美容服务管理办法》正常实施，唯独卫生健康行政部门在设置审批医疗美容服务机构时，没有《医疗美容主诊医师证书》可供查勘，只能核实申请人的执业医师证书、进修培训合格证明等文件材料。近年来，医疗美容服务市场蓬勃发展，医疗美容服务机构和从业人员不断增加，但由于缺乏统一的医疗美容主诊医师执业证明，给从业人员和卫生计生行政部门都带来很大不便。

国家卫计委《关于加强医疗美容主诊医师管理有关问题的通知》（以下简称《通知》）从专业备案的角度切入，规定符合条件的医师可以办理美容主诊医师备案，作为医师管理的参考依据。虽然文件没有做强制要求，但一经备案，将在《执业医师证》上标注，基层必然十分欢迎这种备案管理手段，可以推断未来没有备案标注的医美医师将得不到消费者信任，在医疗美容市场寸步难行。《通知》强化了医疗美容主诊医师管理，即不抵触《行政许可法》，又能为从业人员和注册机关提供明确的医疗美容主诊医师执业依据，不得不说是一份非常巧妙的、接地气的文件，体现了行政管理水平。

（2017-06-02）

牢记这六条，妥妥办理医疗美容主诊医师专业备案

国家卫计委下发开始医疗美容主诊医师专业备案的通知以后，很多医疗机构和医师都非常感兴趣。本文通过分析《河南省卫生计生委转发国家卫生计生委〈关于加强医疗美容主诊医师管理有关问题〉的通知》（豫卫医〔2017〕23号），讨论怎样理解文件，怎样达到少跑冤枉路，又快又好地办理医疗美容主诊医师专业备案的目的。

一、什么样的医疗机构可以办理备案

原国家卫计委《关于加强医疗美容主诊医师管理有关问题的通知》规定："开展医疗美容服务的医疗机构，应当按照《医疗美容服务管理办法》第十一条规定，对本机构的医疗美容主诊医师专业进行核定。"

"开展医疗美容服务的医疗机构"这句话，即规定了办理备案的医疗机构应当设置有医疗美容诊疗科目（科目代码14），一般应细化到二级诊疗科目（14.01美容外科、14.02美容牙科、14.03美容皮肤科、14.04美容中医科），并正常开展医疗美容服务。具备哪个二级诊疗科目，才能核准备案哪个医疗美容专业。尚未开展医疗美容服务，或准备开展医疗美容服务的医疗机构，不具备办理备案的主体资格。

二、什么样的医师可以办理备案

国家卫计委《关于加强医疗美容主诊医师管理有关问题的通知》规定："开展医疗美容服务的医疗机构，应当按照《医疗美容服务管理办法》第十一条规定，对本机构的医疗美容主诊医师专业进行核定。"

"对本机构的医疗美容主诊医师专业进行核定"这句话，表明医疗美容主诊医师是负责实施医疗美容项目的主诊医师。如果同一机构内有的医师符合医疗美容主诊医师的年资和专业条件，但是并未从事医疗美容专业工作，则不能办理医疗美容主诊医师备案。

三、医师应通过什么医疗机构办理备案

河南省转发文件里规定："医师应通过主要执业机构办理医疗美容主诊医师专业审核。"

《医师执业注册管理办法》实施以后，医师除主要执业机构以外，可以在多机构执业，为避免医师和医疗机构理解混乱，省卫计委统一规定通过医师的主要执业机构办理。对于 2017 年 4 月 1 日前已经注册的医师，打印在"执业地点"栏目的医疗机构就是主要执业机构。

四、医师能否跨类别备案专业

国家卫计委《关于加强医疗美容主诊医师管理有关问题的通知》规定："负责实施美容外科项目的应具有 6 年以上从事'美容外科'或'整形外科'等相关专业临床工作经历；负责实施美容牙科项目的应具有 5 年以上牙科或口腔科专业临床工作经历；负责实施美容中医科和美容皮肤科项目的应分别具有 3 年以上从事中医专业和皮肤病专

157

业临床工作经历。"

卫生部《关于下发〈关于医师执业注册中执业范围的暂行规定〉的通知》（卫医发〔2001〕169号）规定："医师进行执业注册的类别必须以取得医师资格的类别为依据。"

从医疗美容主诊医师人员资质要求上可以看到，实施"美容外科"的前提是从事6年以上"美容外科"或"整形外科"。美容外科和整形外科都是外科专业，是临床类别医师的执业范围。同样的可以判断，实施"美容牙科"的前提是从事"牙科"或"口腔科"，只能是口腔类别执业医师的执业范围。因此，符合条件的临床类别医师根据执业范围可以备案"美容外科"或"美容皮肤科"，口腔类别医师可以备案"美容牙科"，中医类别医师可以备案"美容中医科"，不能跨类别备案。

五、经过医疗美容专业培训或进修并合格有没有时限要求

国家卫计委《关于加强医疗美容主诊医师管理有关问题的通知》规定："经过医疗美容专业培训或进修合格，或已从事医疗美容临床工作1年以上。"

很多人看到这句话有点蒙，不知道医疗美容专业培训或进修需要多长时间。其实重新断句，这句话可以这样表述："经过医疗美容专业培训或进修1年以上并合格，或已从事医疗美容临床工作1年以上。"这样就明白了。

这句话最早出自《医疗美容服务管理办法》（中华人民共和国卫生部令第19号）第三章第十一条第三款，是2002年发布的，距离现在已经整整18年了。那个时代文件语句表述风格和现代不太一样，

在阅读时要留意这一点。

还有一个问题：培训或进修必须是连续 1 年吗？文件没有明确，所以一般执行时可以累积计算时间，多次培训或进修，总时间累计超过 1 年就可以了。

六、医疗美容主诊医师备案专业与执业范围是什么关系

国家卫计委《关于加强医疗美容主诊医师管理有关问题的通知》规定："医师《医师执业证书》'备注'页登记核定专业，并加盖卫生计生行政部门公章。医疗美容主诊医师《医师执业证书》中原注册信息不变。"

根据卫生部《关于下发〈关于医师执业注册中执业范围的暂行规定〉的通知》（卫医发〔2001〕169 号）规定，医师执业范围中没有"医疗美容专业"。省级卫生计生行政部门有权确定新的执业范围，但迄今为止，河南省唯一自行确定的执业范围是"麻醉专业"，也没有确定"医疗美容专业"。因此，按照《医疗美容服务管理办法》规定，符合条件的医疗美容主诊医师，他的执业范围一般是"外科专业""皮肤病与性病专业""口腔修复专业"等。在备案文件里专门写了一句"医疗美容主诊医师《医师执业证书》中原注册信息不变"，说的就是备案和执业范围，各是各的事儿。

理解了这些，可以妥妥办理备案手续了。

（2017-07-21）

第三部分

医疗准入那些思

卫生健康登记机关有无核验申请材料真实性的义务

卫生健康注册机关负责医疗机构与医务人员的执业登记、注册等行政许可职责，在受理申请材料时，是否需要核查申请材料的真实性？一线实务工作人员看法主要分为两种：

一种看法是根据《行政许可法》第三十一条规定"申请人申请行政许可，应当如实向行政机关提交有关材料和反映真实情况，并对其申请材料实质内容的真实性负责"，认为登记机关具备法律依据，并且缺乏核验申请材料真实性的技术手段，所以只需审查申请材料数量、格式、签字签章等是否完整、符合法定形式，不需要承担核验真实性的责任，即通常所说形式性审查。

另一种看法虽然支持《行政许可法》相关规定，以及承认登记机关缺乏核验手段的事实，但认为卫生健康登记事关群众健康权益，应保留主动采取核验措施、必要时追加补充材料等办法，尽可能保证申请材料真实；此种看法接近实质性审查。

对于采取哪种审查方式合适，在《执业医师法》《医疗机构管理条例》《医疗机构管理条例实施细则》《医师执业注册管理办法》中没有解释。严格地说，形式性审核与实质性审查本身也尚未有法律概念。

2012 年，最高人民法院《关于审理公司登记行政案件若干问题的座谈会纪要》提出，行政机关应在行政登记中履行审慎审查义务。在纪要里，这个表述出现三次。分别是：

因申请人隐瞒有关情况或者提供虚假材料导致登记错误的，登记机关可以在诉讼中依法予以更正。登记机关依法予以更正且在登记时已尽到审慎审查义务（1），原告不申请撤诉的，人民法院应当驳回其诉讼请求。

登记机关未尽审慎审查义务（2）的，应当根据其过错程度及其在损害发生中所起作用承担相应的赔偿责任；登记机关已尽审慎审查义务（3）的，不承担赔偿责任。

这是人民法院审理案件的标准，不是公司登记机关登记审查的法律依据，但登记机关在实践中往往参照执行。由于该纪要并未明确审慎审查的具体标准，如何对申请人提交的登记资料进行审慎审查、审慎的标准和尺度如何掌握、审判机关应将何种情形判定为没有尽到审慎审查义务等，成为摆在登记机关面前的一道难题。

笔者以为，从字面含义，形式性审核与实质性审查指的是审查方式，而审慎审查义务则指工作态度（责任心），从一线实务角度，可从以下几个方面理解：

1. 卫生健康登记机关工作没有严格划分形式性审查与实质性审核方式。虽然《行政许可法》明确了申请人保证材料真实性的义务，使得大部分许可事项可以实施形式性审查，但医疗机构执业登记、诊疗科目准入等许可需要现场勘验，这属于实质性审查。两种审查方式同时存在。

2. 结合近年来推行商事主体改革"宽准入重监管"的精神，同时登记机关不可能对每一项登记申请材料中是否真实等一一进行审查，只能依据医疗卫生登记管理法律法规以及《行政许可法》履职。在行政诉讼案件审理过程中，法院主要从行政行为的事实、程序、法律依据三个方面判断行政行为是否合法，其依据必然是行政机关履职过程中应该遵守的法律法规。鉴于医疗管理法规中没有明文规定，笔者认为登记机关的审查义务主要以形式审查为原则。

3. 卫生健康登记机关应在"能力"范围内对申请材料的真实性把关。"能力"是指登记机关工作人员应当具备的"知识""技能"或"经验"，而该"能力"应优于普通群众。比如普通群众都知道单位公章是圆的，如果工作人员看不出来方形公章有问题，这是决不允许的。再以医师变更执业范围为例，河南省规定在三级医院进修培训的合格证明才能作为变更依据，普通群众可能不知道哪些医院是三级医院，工作人员可以接收上级文件，则应当知道三级医院名录。再比如某医院已在登记机关变更过法定代表人，而后有人持原法定代表人签章的材料申请办理业务，工作人员根据工作常识应当核验。对本部门、本系统颁发的证书，工作人员应当具备鉴别能力。

同时根据最高人民法院座谈会纪要："登记机关无法确认申请材料中签字或者盖章的真伪，要求申请人进一步提供证据或者相关人员到场确认，申请人在规定期限内未补充证据或者相关人员未到场确认，导致无法核实相关材料真实性，登记机关根据有关规定做出不予登记决定，申请人请求判决登记机关履行登记职责的，人民法院不予支持。"此说明公司登记机关有主动作为的责任义务，可供卫生健康登记机关借鉴。

4. 卫生健康登记机关可通过技术手段提升核验材料真实性的能力。如在行政收费时使用验钞机或电子转账方式，避免人工核验现金。通过指纹验证、面部识别等措施核验当事人身份，避免他人冒领资质证书。通过部门间数据信息互通核验当事人学历信息，避免人工核验毕业证书等。

5.坚决避免未尽到合理注意义务。

（1）应当预见而没有预见，由于工作中的疏忽未能及时发现材料在真实性上存在的问题。

（2）已经预见而轻信可以避免，已经发现了材料存在虚假可能，而没有主动进行必要的调查验证。

（3）接到举报，而未能及时启动核查纠错程序造成公民合法权益受损。

（2019-08-01）

卫生健康行政部门应当设立专职政策研究部门

从基层卫生工作者的角度来看，新医改已经进入深水区，实践中暴露出来一些问题，需要系统地整理归纳，完善制度设计才有望解决。

对于卫生部门长期以来被人诟病的"看病难、看病贵"问题，人大政协每年都提议案，政府每年都表示有进步有改善，但医疗卫生事业发展到什么程度才能说看病不难、看病不贵，始终没有评判标准。在邻国日本，政府将半径 4 千米、人口 50 人以上且不能直接利用医疗服务机构的居住区域定义为"无医地区"。日本中央政府从 1956 年开始到 2005 年，9 次制订《边远地区医疗服务计划》，积极在此类地区开设公立医疗机构，有效缓解了"无医地区"问题。1966 年日本全国"无医地区"2 920 个，涉及人口 119 万人，1999 年"无医地区"减少到 914 个，涉及人口减少为 20 万人。如能借鉴邻国经验，制订适合我国国情的发展规划，将有力指导医疗卫生事业发展。

医改很多年了，各级政府都在努力提升基本医疗服务能力，却一直没有明确"基本医疗服务"的定义和范围。直到现在三审的《基本医疗卫生与健康促进法（草案）》才初步有了解释。在长时期内，各地不断有公立医疗机构改制作为改革手段的现象，甚至有把包括乡镇卫生院在内的公立医疗机构全部卖光的情况，前任领导卖出，后任领导不得不买回或者重建公立医院，如果提前制定明确的发展路线和模式，就会少走很多弯路。

另外，教育部门"再苦不能苦孩子、再穷不能穷教育"、原计生部门"只生一个好"等口号简单明了，深入人心，但卫生健康部门始终没有提出"健康主旨"的口号。新加坡政府强调"健康是自己的事情，个人要对自己健康负责"的理念，并围绕理念设计医疗服务体系，大大减轻医疗服务成本，提升医疗服务效率。如果能凝练出合适的纲领和口号，有利于推动社会关注支持卫生事业发展。

目前多数医疗法规颁布超过 20 年了，有些立法理念已经与形势不一致。医疗机构诊疗科目和医师执业范围没有明确概念和适用范围，用作行政许可依据是否合适？机构和医师准入中实际存在着"二次许可""三次许可"是否合法、如何建设专科医师制度等问题，此外，我国仅国家颁布医疗机构就有 12 大类 30 多种，相比国际先进国家一般仅有综合医院和精神病医院、诊所等，是否需要删减合并？这些问题急需系统论证调整。

还有一些问题，已经不能通过卫生健康一个部门，甚至难以通过部门间协调解决。需要进一步加强政策研究，明确工作方向，做好顶层制度设计。

鼓励社会办医，是手段还是目的？如果是手段，目的是什么，为了达到目的，我们需要什么样的社会办医？如果是目的，那什么是手段，要达到什么效果？

国家重视医疗卫生事业，设立"中国医师节"，提高医务人员待遇。那么医学本科是 5 年，相比其他四年制的学科，多投入 1 年的时间和机会成本，能否在职务职称待遇中体现？

同时，还要考虑医疗行业与产业的关系，协调中西医并重，平衡医疗与公共卫生关系等，国家卫生健康管理部门必须加强卫生政策理论研究，明晰发展路径方向。

目前国家卫健委层面，政策研究职能分散在各业务司（局），虽然有医院管理研究所等少数委属二级单位有政策研究论证等职能，但偏重于承担日常监管职能，解决具体问题，对宏观行业政策研究力不从心。省级以下层面则没有这样的二级机构，委机关承担的事务性工作更多，政策研究能力更弱。

在上一轮政府机构改革中，原卫生部门与计生部门合并，一个很重要的收获就是从计生部门接收了完整的宣传队伍，解决了老卫生部门长期没有专职宣传部门的不足，近年来卫生健康部门积极宣传，引导全社会关注支持卫生健康事业，宣传部门功不可没，足以说明完善的部门设置有利于推进整体工作。

目前在发展改革委、最高法等已建立了专职政策研究部门，如果能够借鉴它们的经验，成立专职政策研究部门，如在国家卫健委成立政策研究室，内设公共卫生事业发展、医疗产业研究等处室，在省级层面成立政策研究处，地方各级增加相应职能和人员职数，加强与部门间沟通协调，提高政策指导能力，可以为顺利推进医改打下坚实基础。

（2019-08-31）

医疗机构基本标准应取消人员职称门槛

我国现行医疗机构有 13 大类 38 种，每一种医疗机构都有专门的基本标准。绝大多数基本标准里都有人员职称要求。

如二级综合医院基本标准要求至少有 3 名具有副主任医师以上职称的医师，各专业科室至少有 1 名具有主治医师以上职称的医师。

三级医院的要求更高，如三级眼科医院要求至少设"白内障、青光眼、角膜病、眼底病、眼外伤、屈光眼肌和肿瘤整形专科、麻醉科、眼预防保健科"8 个临床科室，"每专科至少有具有副主任医师以上职称的医师 3 人。"

为什么建议取消人员职称门槛，有以下几个原因。

一、适应形势降低社会办医门槛

随着鼓励社会办医和"放管服"工作逐渐深入，社会办医门槛不断降低，2016 年国家卫计委宣布将制定出台医学影像诊断中心、病理诊断中心、血液透析中心、护理中心等十大中心基本标准，便于社会资本进入相关领域，目前十大中心已经出台了七个中心的基本标准，成效显著。

但是社会力量不缺资金，最缺的是人才，目前我国优质医疗资源包括优质医务人员主要集中在公立医院，社会医疗机构获得高级职称医师的难度很大。如三级眼科医院至少需要 24 名副高以上医师，而眼科本身是小专业，一般省份的公立三级眼科医院也未必有这么多高级眼科医师。

2016 年国家新发布的医学检验实验室基本标准，要求有一名副高以上临床类别执业医师，如果按照工作需要，应该是注册为检验专业执业范围的医师，别看只要 1 个人，这已经非常难找了。检验专业比眼科还要小，中级职称都不多，何况副高以上，还得愿意去民营医院的，难度可想而知。

二、坚持人员资质门槛主导权

近年来为适应社会需求，人社部门也在不断调整职称政策。从"评聘分离"，到出台基层医疗机构职称制度，再到医疗机构试点自主评定职称，有的地方还有民营医院专门名额，各省职称政策不同，还要考虑各省之间职称互认问题。

2015 年，国家出台基层医疗机构职称制度，基层医疗机构单独评职称。

2016 年，北京、天津、河北三省市签署职称互认协议。

2017 年，贵州省设置民营医院专项职称。

2018 年，湖北省批准 8 家三甲医院自主评审职称。

一方面，对于职称政策变化情况及是否适用本地本单位，各级登记机关不了解、不掌握，无法对办医投资人解释，完全处于被动状态。另一方面，对不断变化的职称政策，医疗许可政策从来没有进行对应的调整，导致医疗机构人员准入资质的主导权越来越向人社部门转移，作为直接主管的卫生计生行政部门却濒于失控。

三、使用职称的政策环境已经变化

职称制度是人事管理的重要组成部分，是人才评价手段。从新中国成立到改革开放，职称逐步演变成区别专业技术人员的专业技术水平或学识水平、工作能力和工作成就的等级称号。

1994年卫生部发布《医疗机构基本标准（试行）》时，用职称区别医师职业能力是没问题的。到1998年，全国人大常委会通过《执业医师法》，只要取得《医师资格证书》并依法注册的医师都享有平等执业权。2004年，《行政许可法》颁布实施，对平等执业权再次强化。

1994年时，国内新设立的医院几乎没有社会力量举办的，而当前随着控制公立医院规模政策落地，新设立医院主要都是社会资本举办的民营医院。针对民营医院准入，更需要法制化的规范制度。

现在看基本标准中的职称门槛，其目的和用意已经模糊不清。正如有句话说的——我们走得太久，已经忘记了为什么出发。

四、有利于形成多层次监管体系

医疗机构基本标准仅负责医院合法、正常执业的最低标准。医院达到基本标准要求即可执业。

我国针对医院运行质量安全管理主要通过医院评审、大型医院巡查等渠道实施，各种评审细则和评查标准中已经设置有人员职称条件，可以满足监管要求。

基本标准与医院质量管理标准形成高低搭配的标准体系，促进各类医疗机构提升医疗质量与安全。再与卫生监督部门依法执业管理相配合，形成完整的日常监管体系。

在仅有公立医院的计划经济年代，设置人员职称门槛影响尚不明显，在当前法制化和市场化的社会形势下，民营医院是医院运行质量责任主体，其法定代表人行使管理权力，承担管理责任。民营医院为在市场竞争中生存，必然会主动加强人员等配置，提升医院美誉度。

应允许民营医院根据实际需要自主设定职称聘任条件，安排科室人员。政府负责设立运行质量安全管理指标，以目标为导向实施目标责任管理予以约束，而不应过多干涉医院内部管理。

（2018-05-16）

医院定级政策的逻辑缺失

"医院等级"是社会群众很熟悉的词，一般"级"越高代表医院规模越大，"等"越高说明医院管理水平越高。三级甲等是医院等级巅峰。

但一级、二级、三级医院分别是什么意思，其实没有权威解释，严格地说，是目前没有权威解释。

医院等级的概念，源自卫生部《医院分级管理办法（试行）》（1989年11月29日），其中，第四条：医院按功能、任务不同划分为一、二、三级：

一级医院：是直接向一定人口的社区提供预防、医疗、保健、康复服务的基层医院、卫生院。

二级医院：是向多个社区提供综合医疗卫生服务和承担一定教学、科研任务的地区性医院。

三级医院：是向几个地区提供高水平专科性医疗卫生服务和执行高等教学、科研任务的区域性以上的医院。

这条规定阐明了不同级别医院承担的功能任务，也即医院定位，但概念仍相对模糊。1994年，卫生部下发了《医疗机构基本标准（试行）》，规定不同级别的医院分别应设多少张床位、设哪些诊疗科目、需要多少医师护士等卫生人员等，将医院级别概念具体化。

医院的等级是如何确定的？仍是按《医院分级管理办法（试行）》：

第三条：医院的设置与分级，应在保证城乡医疗卫生网的合理结构和整体功能的原则下，由卫生行政部门按地方政府"区域卫生规划"统一规划确定。

第五条：各级医院经过评审，按照《医院分级管理标准》确定为甲、乙、丙三等，三级医院增设特等，共三级十等。

因此，医院的"等"是评审出来的，而"级"是规划出来的。

有了这份文件作为基础，解释了医院等级概念，后续下发的主要的医疗机构管理政策，如《医疗机构管理条例》（1994年）、《医疗机构管理条例实施细则》（1994年）、《医疗机构设置规划指导原则》（1994年）等，阐述机构管理思路，纵横开阖，建立了相对闭环的政策逻辑链，一直沿用至今。

随着社会发展，《医院分级管理办法（试行）》于1998年废止。其中医院评审部分形成了《医院评审暂行办法》（2011年），继续发挥作用。而医院级别部分却没有后续。

2016年，国家卫计委出台了新的《医疗机构区域规划指导原则（2016—2020年）》，将医院分级规划思路从"一二三"级调整为"省市县"三级。删除了94版指导原则中关于医院分级的表述："按三级医疗预防保健网和分级医疗的概念，一、二、三级医院的设置应层次清楚、结构合理、功能到位，建立适合我国国情的分级医疗和双向转诊体系总体框架，以利于发挥整体功能。"

从此出现了奇异的状态，尽管很多医疗管理政策文件中仍不断提到"各级各类"医疗机构，使用中仍沿袭历史思维惯性，一、二、三级医院基本标准仍在执行，但一、二、三级医院的概念、职责、彼此间的关系却没有了官方定义。原本闭合的政策逻辑链断裂，出现了部分缺失，就像越建越高的大楼，被抽走了一部分基石。

一些地方卫生健康行政部门认识到这种情况，采取了一些补救措施。如河南省《三级医疗机构设置规划（2020—2025 年）》规定："三级医疗机构是向区域内居民提供急危重症、疑难病症诊疗的高水平综合性或专科性医疗服务，接受下级医疗机构转诊，并承担人才培养、医学科研及相应公共卫生和突发事件紧急医疗救援任务的区域性医疗机构。"

《浙江省医院评审办法》（2019 年）规定："浙江省医院等级分为三级四等，即三级甲等、三级乙等、二级甲等、二级乙等和一级医院，其中一级医院不分等次。"

但整体政策框架不可避免地对基层卫生健康行政部门和医院管理者产生影响：

一是对三级医院责任义务的认知偏差。医院管理者看中创建三级医院能带来的上调医疗服务收费价格、扩大医保份额、增加收入预期、提升医院名气等利益因素，而忽视对服务区域提供高质量医疗服务、与低级别医院相互协同、带动提升区域医疗服务水平的责任。

二是医院定级的许可化倾向。旧版《医院分级管理办法（试行）》和《医疗机构设置规划指导原则》明确医院级别由规划产生。既可以规划预留不同级别医院名额，也可直接将医院定级。卫生健康行政部门可有效调动卫生资源。如 2008 年前后，河南省为有效应对手足口病医疗救治需求，在全省范围设置一批三级医院，当时某省辖市提出当地唯一的综合医院能力水平较其他省辖市有差距，能否不当三级医院。河南省卫生厅经综合考虑，坚持将其规划为三级医院，保证了每个省辖市都有三级综合医院作为医疗救治龙头。虽然医院级别必须经行政部门同意方可生效，但此类行政行为不属于《行政许可法》规定的事由。新医院从无到有的准入是行政许可，而现有医院定级则不是。现行政策没有规定医院定级方式，导致基层卫生健康行政部门无所适从，为规避风险逐渐产生许可倾向，如机械照搬许可文书，把现场验收作为医院升级必经程序等。

三是削弱了医疗机构设置规划的地位。为医院定级是医疗机构设置规划的重要抓手之一。新版规划指导原则以省市县分级，定级主导权由卫生健康行政部门转移到了地方政府，一定程度上削弱了医疗机构设置规划的刚性。

近年来国家不断鼓励社会资本办医，这类社会办医院很难套入省市县分级框架，因此一、二、三级的医院分级方式还必须保留一段时期。希望能尽快恢复医院定级的概念，为医疗机构管理政策补上漏洞。

院后转运管理的难点是如何权衡政府与市场关系

院前急救是指患者从家庭到医院之间的抢救转运，是最能体现医疗服务公益性的领域，经过各级政府多年建设，从电信特服号码"120"，到院前急救救护车规定涂装、指挥调度、急救站规划建设标准、人员培训、收费价格等已经形成院前急救网络化、系统化、规范化的管理体系。

院后转运，是指出院患者从医院到家庭之间的转运，也常被称为非急救转运。绝大多数出院患者通过公共交通工具或私人车辆转运。有一少部分患者因病情过重放弃救治，希望回到家乡等待生命终点；还有部分患者死亡后，家属希望送回家乡安葬。此类转运往往需要使用部分医疗器械维持生命（保存遗体），因此愿意支付一定转运费用，从而形成小规模的院后转运市场。与院前急救相比，院后转运尚处于起步状态。

近年来陆续有投资者意图进入院后转运市场并尝试设置对应的医疗机构。各地卫生健康行政管理部门对此意见不一，有的省市为满足投资者需求，按照"急救站"基本标准设置了医疗机构。

业内管理人士对院后转运的认知有很多共同点：

首先，转运不干预病情治疗、发展及预后，不是医疗行为。

其次，院后转运是围绕疾病治疗活动的末期行为，不属于基本医疗范围。

最后，院后转运应通过发挥市场配置资源的决定性作用来解决。

然而，围绕如何发挥市场配置资源的决定性作用，出现了不同的理解。

在院后转运这个小市场里，临终患者家属从医院出发，又经常使用维持生命的设备，多倾向于使用医用救护车辆。部分不规范的转运服务提供者使用私自改装的救护车辆承运，常有价格不透明、欺诈等现象，被群众称为"黑救护"。出现关于黑救护车的纠纷，群众和媒体首先想到的是卫生健康管理部门。

一般人想不到的是，按照目前卫生健康行政管理法规，卫生健康行政部门能直接管理的，仅是各医院加入"120急救网络"的救护车辆。对于医院所有的急救网络外的救护车就无权直接管理。

院后转运实质上是交通营运行为，是否私自改装车辆，以及是否具备营运资质，是两个主要管理抓手，分别由公安交通管理部门和公路运营部门负责。对"黑救护"所作所为，如果不涉及注册医护人员，卫生健康行政部门其实无计可施。

一种意见认为，卫生健康行政部门可以按照"急救站"基本标准，向投资人核发《医疗机构执业许可证》，投资人以此申办救护车手续，便于兜揽转运业务。此举可解读为职能部门为投资者提供方便，也可以把撤销医疗机构资质许可作为一种惩戒手段。

注意：卫生行政部门核准设置无医疗行为的医疗机构并非没有先例，盲人医疗按摩机构以及医疗消毒供应中心就是样板。

而另一种意见认为，市场行为应交给市场解决，市场中出现的个别不和谐现象正是市场培育不充分所致。没有医疗资质的转运企业可以独立、合法完成全部市场行为，卫生健康行政部门既没有充分的法律依据，也没有必要参与进去。"急救站"基本标准是为院前急救业务制定的，并不适用于院后转运业务，并且对转运机构核发《医疗机构执业许可证》，是给投资者多增加了一个婆婆，反而增加了负担。

卫生健康行政部门用前一种方法，顺应投资者需求和社会舆论投向，增加行政成本，但可以消解舆论压力。用后一种方法，坚守职责，给投资人以市场空间，但可能要正面应对舆论，甚至群众还会不理解。如何取舍，是个难题。

（2019-06-04）

怎样才能证明医院是自己办的

　　社会办医有个沿袭已久的现象，就是医疗机构的名称核定存在工商与卫生双线管理。根据双方各自的命名规则，经常存在社会办医举办方名称与医疗机构名称不一致的现象，租房、购买设备、招聘人员、吸引投资等经济活动通常用公司名称，开展医疗活动常用医疗机构名称，这就带来一个难题，民营医院举办主体在医院发展经营过程中经常需要证明一件事：这家医院是我办的。

　　乍一看这事儿很简单，医院是谁办的，还需要证明吗？

　　按照传统流程，卫生行政部门对医疗机构许可分为两个阶段，首先是设置审批，举办主体向设置地卫生行政部门申请，卫生行政部门认为符合规划，同意设置，即向举办方核发《医疗机构设置批准书》。

　　在申请设置阶段，举办方需要向卫生行政部门提交举办方的情况、拟设医疗机构章程等材料，卫生行政部门在这一阶段可以掌握举办方情况，并在《医疗机构设置批准书》上，按格式要求填写举办方名称。

　　但在完成设置审批手续之后，尤其是医疗机构经过执业登记，取得《医疗机构执业许可证》后，卫生行政法规不再有了解举办方变更情况的政策依据。举办方变更医疗机构章程、举办方股东，甚至变更举办主体，卫生行政部门没有政策依据和官方渠道去掌握。

　　体现在书面材料上，除了医疗机构设置或执业登记档案中有最初的举办主体信息外，没有任何手续能显示医疗机构举办主体现状。

2018年，根据最新促进社会办医的政策，二级以下医疗机构准入实施"二证合一"，卫生行政部门不再向举办方核发《医疗机构设置批准书》，二级以下医疗机构举办方连唯一显示原始举办信息的法定证照也没有了。

所以举办方要证明医院是自己举办的，还真没有合适的凭证。

一方面，《医疗机构执业许可证》的格式，近20多年除了落款公章从"卫生部"变成"国家卫生和计划生育委员会"，再变成"国家卫生健康委员会"，其他项目基本没有变化。

另一方面，医疗机构执业许可不是法人主体许可，而是举办主体取得的医疗行为资质许可，当医疗机构发生违法违规执业行为时，监督机关将追究法人主体责任，因此，当法人主体无法证明医院是自己开设的时候，从医疗机构追溯法人主体责任也将面临难以定位的难题。常有律师为了弄清楚经济纠纷的传票该发给谁，拿着民营医院的《医疗机构执业许可证》在卫生、工商、民政部门间来回奔波。

如何破解这个难题呢？

最简单的方法是在《医疗机构执业许可证》上增加一项"举办单位"。营利性医疗机构的举办单位填写举办方公司名称，在一张证书上同时体现工商和卫生两路规则的合法名称，有利于名称核定规则的有机统一。

非营利性医疗机构的举办单位填写民非法人或事业单位法人名称，体现先法人主体后资格准入的逻辑，皮之不存，毛将焉附。

个体诊所的《医疗机构执业许可证》上填写个体行医的医师姓名。公司企业设置的诊所，在"举办单位"栏填写设置公司名称，有利于促进连锁诊所发展。

（2019-01-07）

诊疗活动与医疗机构，不是萝卜与筐的关系

　　什么是诊疗活动？在哪儿接受诊疗？大概很多人脱口而出：去医院啊，打针、吃药、做手术！没错，这几项都是诊疗行为。但谈到诊疗活动与医疗机构的关系，很容易进入一个误区，就是认为医疗机构是专门开展诊疗活动的地方，而诊疗活动只能在医疗机构内存在。

　　什么是医疗机构？《医疗机构管理条例实施细则》第二条是这么规定的：是指依据条例和本细则的规定，经登记取得《医疗机构执业许可证》的机构。

　　医疗机构是做什么的呢？按照《医疗机构管理条例》规定，医疗机构以救死扶伤、防病治病、为公民的健康服务为宗旨。可以理解为医疗机构主要开展诊疗活动。

　　那么医疗机构是否仅开展诊疗活动呢？不是的。

　　医疗机构作为民事主体，有很多非医疗业务。除了内部管理活动外，经济活动、基本建设、便民服务、市场推广活动等都是常见的非医疗业务。

　　哪怕是与医疗业务有关的行为，也可能不是诊疗活动。

　　关于什么是诊疗活动，《医疗机构管理条例实施细则》第八十八条规定：是指通过各种检查，使用药物、器械及手术等方法，对疾病

做出判断和消除疾病、缓解病情、减轻痛苦、改善功能、延长生命、帮助患者恢复健康的活动。

所以大部分护理工作、院内感控、集中消毒、不具有判断性质的测量检查等，都不是诊疗活动。

可作为佐证的是，国家卫生行政管理部门于1994年制定的护理院、护理站基本标准，2011年护理院基本标准，2017年护理中心基本标准，以及2018年医疗消毒供应中心基本标准等都没有规定诊疗科目和专业科室。

另外，诊疗活动只能在医疗机构内开展吗，只能有医务人员操作吗？也不是。

很多常见病、多发病相对容易判断。慢性病患者日常管理等相关诊疗活动在日常生活中经常发生，比如感冒的判断和治疗、糖尿病患者定期注射胰岛素、心肌梗死患者服用硝酸甘油、高原反应者自行吸氧……我国药品按照处方药和非处方药分类管理，就是为方便群众使用。

因此，《医疗机构管理条例》《医疗机构管理条例实施细则》主要规范的是医疗机构内开展诊疗活动的相关事宜。

在医疗机构内的非诊疗活动，以及在医疗机构外的诊疗活动，由其他法律法规规范。

有的行为虽然符合诊疗活动的定义，却难以做出明确结论：

比如，某人眼睛视物模糊，在眼镜店经验光师检查眼底和视力表检查，确定是近视，再经过验光、配镜，矫正视力，改善功能，所有环节都符合诊疗行为定义，但眼镜店不是医疗机构，验光师不是医务人员，镜框和镜片不是医疗器械（隐形眼镜及护理液除外），近视者也不叫患者，完全自费。那验光配镜是否属于诊疗活动呢？有种观点认为近视是种生理现象，不是疾病，近视只能缓解不能治愈，所以验光配镜不是诊疗活动。说得正确。

假如，近视者在医疗机构由眼科医师进行眼底检查和视力表检查，诊断为近视，通过验光配镜或手术方式治疗近视，过程也符合诊疗活动定义，挂号费、检查费等部分费用可纳入医保，无疑所有人都认可属于诊疗活动。这怎么解释呢？

近视者是不是患者，矫正（治疗）是不是诊疗活动，是取决于近视是生理现象还是疾病，以及矫正（治疗）方式、矫正（治疗）地点，还是取决于是否属于医保覆盖范围？这很有意思。

（2018-10-11）

诊疗科目与行政许可关系浅析

依据国务院《医疗机构管理条例》相关规定，医疗机构执业登记时应核定诊疗科目，并登记在《医疗机构执业许可证》上。1994 年至今，原卫生部共设定一级诊疗科目 34 个，大多数下设有二级诊疗科目。

一、一级诊疗科目的分类

以医疗体系可分为：现代医学、中国传统医学和民族医学。

以疾病部位（器官）可分为：口腔科、眼科、耳鼻喉科、皮肤科等。

以诊疗方式可分为：内科、外科、医学影像科、医学检验科等。

以疾病专业可分为：精神科、肿瘤科、结核病科、传染病科等。

以患者群体可分为：妇产科、儿科、小儿外科等。

以疾病救治阶段可分为：急诊医学科、重症医学科、康复医学科、临终关怀科等。

以疾病症状可分为：疼痛科等。

可知现有诊疗科目是由多种分类方法混合而成的整体。

二、一级诊疗科目的应用

原卫生部《关于下发〈医疗机构诊疗科目名录〉的通知》中规定：

1.一般只需填写一级科目。

2.在某一级科目下只开展个别二级科目诊疗活动的，应直接填写所设二级科目。

显然文件隐藏着一条逻辑："只填写一级科目的，可开展全部二级诊疗科目。"

三、如何设立二级诊疗科目

1.设置二级学科（专业组）。

（1）原卫生部《关于下发〈医疗机构诊疗科目名录〉的通知》规定："医疗机构凡在某一级科目下设置二级学科（专业组）的，应填报到所列二级科目。"

（2）《卫生部关于医疗机构审批管理的若干规定》规定："对在一级诊疗科目下设置二级学科（专业组），且具备相应设备设施、技术水平和业务能力条件的，应当核准登记二级诊疗科目。"

2.强制要求。

（1）《人体器官移植条例》第十一条规定：医疗机构从事人体器官移植，应当依照《医疗机构管理条例》的规定，向所在地省、自治区、直辖市人民政府卫生主管部门申请办理人体器官移植诊疗科目登记。

（2）《放射诊疗管理规定》（卫生部令第46号）第十六条规定："执业登记部门应根据许可情况，将医学影像科核准到二级诊疗科目。"

（3）《医疗美容服务管理办法》（卫生部令第19号）将医疗美容

科下设为四个跨临床、口腔、中医等不同类别的二级科目，并分别有各自的评审细则，因此，注册机关一般在许可时细化到二级科目。

（4）《医疗机构临床实验室管理办法》（卫医发〔2006〕73号）第六条规定："卫生行政部门在核准医疗机构的医学检验科诊疗科目登记时，应当明确医学检验科下设专业。"

3. 评先评优。

（1）《医院评审暂行办法》（卫医管发〔2011〕75号）规定：各级各类医院均需参加医院评审，否则"适当调低或撤销医院级别"。原卫生部《三级综合医院评审标准实施细则》中规定"一、二级诊疗科目设置、人员梯队与诊疗技术能力符合省级卫生行政部门规定的标准，至少保持在上周期三级医院评审时的层次"。

（2）国家区域医疗中心设置标准中均要求建设主体单位应为"三级甲等"医院，"诊疗科目齐全"。

四、诊疗科目的定位思考

1. 具备初步的准入性质。《医疗机构管理条例》（以下简称《条例》）是对近百年现代医学发展规律的总结，结束了医疗行业盲目发展的历史，标志着医疗卫生管理走向法制化、规范化道路，使合理配置医疗资源、促进医学发展、保障医疗质量与安全成为医疗机构各项规章制度的统一目标。《条例》规定在医疗机构核定登记事项并核发《执业许可证》时，诊疗科目是登记事项的重要内容之一。部分强制性规定支持诊疗科目具备准入性质。

2. 不完全等同于当前行政许可。

（1）医学传统源远流长，如中医外科病例可上溯到先秦时期，学科概念早已被社会接受，最终大量体现在1994年诊疗科目文件中，而《行政许可法》从 2004 年才实施。

（2）学科之间没有明确界限，且不断产生交叉学科。

（3）诊疗科目多种分类方法并存，不适用一刀切的许可准入。如从治病角度，医疗机构只需设置内科、外科两个诊疗科目，理论上可以诊治所有疾病。

（4）行政许可法的初衷之一是"保护公民、法人和其他组织的合法权益，维护公共利益和社会秩序"。如严格将诊疗科目作为医院执业范围，则会割裂医学学科，影响医学发展，损害患者健康权益，与行政许可法立法初衷不一致。

3. 主要发挥引导作用。

（1）肿瘤、地方病、康复医学等大部分诊疗科目是为了解决现实紧要的医疗问题，或为促进该专科发展专门设立。

（2）原卫生部通过在医疗机构基本标准中设定不同的诊疗科目，体现不同的功能定位。

如《卫生部关于在〈医疗机构诊疗科目名录〉中增加"重症医学科"诊疗科目的通知》（卫医政发〔2009〕9 号）规定：

第一条：重症医学科的主要业务范围为：急危重症患者的抢救和延续性生命支持；发生多器官功能障碍患者的治疗和器官功能支持；防治多脏器功能障碍综合征。

第三条：目前，只限于二级以上综合医院开展"重症医学科"诊疗科目诊疗服务。

第九条：未经批准"重症医学科"诊疗科目登记的医疗机构不得设置重症医学科；相关科室可以设置监护室、抢救室等开展对本科重症患者的救治。

可见该通知目的是促进二、三级医疗机构提升疑难重症救治能力，引导基层医疗机构承接上级医院转诊，开展常见病、多发病治疗，而不是禁止基层医疗机构救治危重患者。

4.二级诊疗科目更类似实力与荣誉的标志。如原卫生部《关于下发〈医疗机构诊疗科目名录〉的通知》中规定：

（1）医疗机构凡在某一级科目下设置二级学科（专业组）的，应填报到所列二级科目；未划分二级学科（专业组）的，只填报到一级诊疗科目，如"内科"和"外科"等。

（2）在某一级科目下只开展个别二级科目诊疗活动的，应直接填写所设二级科目。

显然，有能力设置专业组的医院才能设立二级科目，那么二级科目的多少是技术实力的象征。

五、将诊疗科目简化为行政许可依据的悖论

1.可能出现水平倒挂。二级以下的医疗机构（一级医疗机构、门诊部、诊所等）普遍仅核定一级诊疗科目（也缺乏设置二级诊疗科目的技术实力），可以接诊该科目下所有疾病，而三级医院只允许接诊核定二级诊疗科目下的疾病，未核定二级诊疗科目的不能接诊，如此一来，基层医疗机构收治范围比三级医院还要广泛，三级医院比一级医院还要受限，明显与双方技术水平不符。

2.可能禁而不止。人体各组织器官均可能发生肿瘤，如某医院没有核定"肿瘤科"，其他内科、外科、妇科等专业能否收治肿瘤患者？从医学规律和群众接受程度上均难以完全禁止。

3.可能带来更复杂的问题。如某家二级综合医院，专注外科建设，在原有大外科（只核准了一级诊疗科目）的基础上，打造神经外科、骨科和泌尿外科这三个拳头专业（外科共有8个二级科目），分

别成立了专业组。问题如下：

（1）该院是否必须细化这三个二级科目。

（2）如不细化，是否违规执业。

（3）如细化，如何在《医疗机构执业许可证》上体现。

（4）如细化，尚未成立专业组的 5 个二级科目能否继续执业。

（2018-04-21）

远去的背影——乡镇执业助理医师资格

2020 年 1 月初，某区卫健委的工作人员接待群众来访，其中一名群众拿出一本《医师资格证书》，咨询这本证书能否报考执业医师资格。工作人员翻阅证书，发现代表医师资格级别的不是常见的"110"或"210"，而是字母"X"，在证书上方盖着一个方框形公章，里面写着县区名和"乡镇"两字。

标识章全国统一格式，宽度根据内容调整，每行高 10.0mm，边框相 3 磅，上行内容为试点省（区、市）县名，下行为"乡镇"字体为三号黑体。如：

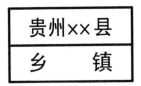

（二）取得乡镇执业助理医师资格证书的，持与乡镇卫生院签订的合同，《医师资格证书》等有关材料，到该乡镇卫生院所在县级卫生行政部门注册

年轻的工作人员未见过这种《医师资格证书》，只好向上级请教政策。上级答复很快反馈过来：这是曾在河南省试点 3 年的《乡镇执业助理医师资格证书》，原政策仍然有效，持有人可依法执业，但按政策不能直接报考执业医师。

时间回到 10 年前，随着新医改逐步深入，医疗需求逐步增加，而农村基层医疗机构受人才虹吸作用影响，人员流失问题突出，有的乡镇卫生院甚至没有执业（助理）医师。

为缓解日益增长的医疗需求与基层薄弱医疗服务能力之间的矛盾，增加基层医疗服务供给能力，国家卫生行政部门不仅着手制定加大人才培养力度、调整医务人员薪酬待遇等系列配套政策，也把目光投向医师资格考试制度，希望为基层设立一种专门的医师资格，定向解决基层医师缺乏的问题。

2010 年，卫生部、国家中医药管理局下发《关于开展乡镇执业助理医师资格考试试点工作的通知》，在江西、贵州、云南和甘肃 4 省开展乡镇执业助理医师资格考试。这是一种针对乡镇卫生院在岗行医但无执业助理医师资格人员的单独考试。该考试与国家医师资格考试统一组织，单独命题，单独划定合格线，考试合格发给执业助理医师资格证书，限定在乡镇卫生院执业。类别代码临床为 215，中医为 245。

这项完全创新的考试制度在全国引起强烈反响。一时间各省都把乡镇执业助理医师资格考试试点当作深化医改的有力措施，纷纷申请试点。2011 年，卫生部、国家中医药管理局下发通知，宣布扩大该项考试试点省份范围。河南省积极申报，在 2011 年正式开展乡镇执业助理医师资格考试试点工作。

2011 年当年，河南省有 1 000 多人报考，经过实践技能考试和医学综合笔试，最终 800 多人取得医师资格。河南考生通过率高于其他省份。

出乎所有人预料，第二年河南省报考人数大幅下降，仅有数百人报名，到 2013 年，报考人数继续下滑，全国情况类似。3 年内河南省仅有1 000多名考生取得乡镇执业助理医师资格，后来大多重新考取执业助理医师资格，不再注册原有乡镇卫生院。距离试点目标差距较大，2014年全国范围试点工作正式停止。

该项医师资格为何失去考生青睐，原因就在考试政策里。

乡镇执业助理医师资格优点很突出：面向乡镇卫生院在职无资质人员，单独出题、单独划线、通过率高。限制也很明显，必须注册在签约乡镇卫生院，不能自由变更。只有临床、中医两个类别，覆盖面不够广泛。特别是不能直接报考执业医师资格，如想报考执医资格，必须首先考取执业助理医师资格。这一限制基本扼杀了基层考生的热情。

国家卫计委在充分吸收乡镇执业助理医师试点经验教训后，2016年在浙江、福建、广西、重庆、四川、贵州、云南、甘肃、宁夏9省（市、区）启动了新的乡村全科执业助理医师资格考试试点工作。乡村全科执业助理医师资格类别代码216。

新出炉的乡村全科执业助理医师资格基本沿袭了乡镇执业助理医师资格考试政策，同样是单独命题、单独划线，同样针对乡村考生，同样要注册在基层，唯一重大调整就在于：乡村全科执业助理医师可以直接报考执医资格。继承了乡镇执业助理医师资格的优点，而弥补了缺点，奠定了乡村全科执业助理医师资格不可动摇的地位。

2016~2017年，乡村全科执业助理医师资格试点平稳开展，逐步扩大试点省份范围，2018年河南省首次开展试点工作，每年有数千名考生取得乡村全科执业助理医师资格，其中就有当年已经取得乡镇执业助理医师的考生。

时至今日，乡村全科执业助理医师资格试点如火如荼，已经在全国范围内开展，而乡镇执业助理医师资格已不再被人提起。

公文中以上、以下、以外、以内是否包含本数

　　行政公文里常见一些划分范围的说法，比如二级以上医疗机构、一级以下医疗机构、注册满 5 年、汇报材料字数限定在 3 000 字以内等，这类表述是否包括本级呢？

　　有的执笔者为了明确含义，在写作时特别标注，比如写成"二级及以上医疗机构"，这样是否合适呢？

　　其实在法律法规中已经有相关规定。

　　《中华人民共和国民法通则》第一百五十五条：民法所称的"以上""以下""以内""届满"，包括本数；所称的"不满""以外"，不包括本数。

　　《中华人民共和国刑法》第九十九条：本法所称以上、以下、以内，包括本数。

　　《中华人民共和国治安管理处罚法》第一百一十八条：本法所称以上、以下、以内，包括本数。

　　由此可以推断，在民法、刑法、行政法领域，其法律条文中的以上、以下、以内等常用法律用语，均包含本数。虽然《中华人民共和国行政诉讼法》《中华人民共和国行政处罚法》等法律没有明确规定，但具体实践中，除非具体法律、法规做出特别的规定，在适用时都应

包括本数。

同样，在公文写作中，除非做出特别说明，常规使用以上、以下、以内等用语均应理解为包含本数，以外、不满等用语均指不包含本数。

（2019-06-07）

别了，医师多点执业

公文　　　　　　　　　　　　📍您现在所在位置：首页 › 最新信息 › 综合管理 › 公文

关于宣布失效第三批委文件的决定

发布时间：2018-07-04

国卫办发〔2018〕15号

各省、自治区、直辖市及新疆生产建设兵团卫生计生委，委机关各司局，驻委纪检组办公室，委直属和联系单位：

根据国务院关于进一步深入推进依法行政、加快建设法治政府的决策部署和文件清理工作要求，我委决定，对于那些主要内容同现行法律法规的规定和精神相抵触的，或者不利于稳增长、促改革、调结构、惠民生的，或者明显不适应现实需要的，或者已有新的规定的，或者调整对象已消失、工作任务已完成的等不需要继续执行的第三批委文件宣布失效。

附件：宣布失效的第三批委文件目录

国家卫生健康委员会
2018年6月7日

2018年6月7日，国家卫生健康委员会官网公布第三批213份废止文件目录，其中有2份文件引人注目：

卫医政发〔2009〕86号 卫生部关于医师多点执业有关问题的通知

卫办医政发〔2011〕95号 卫生部办公厅关于扩大医师多点执业试点范围的通知

新一轮医改开始后，医疗资源不丰富的问题逐渐突出，为解决这个问题，政府鼓励社会资本举办医疗机构，却发现优质医师队伍集中在公立医院内，难以分流到民营医院，造成民营医院人才匮乏。

很多人也提出，同样是通过国考，为什么律师可以全国执业，医师就只能困在一个医疗机构里，能否把医师解放出来，引导优质医疗资源下沉，促进社会办医发展呢？

1998年颁布的《执业医师法》原本没有限制医师必须在一个医疗机构执业，由于当时公立医院一统天下，医师基本都有事业单位编制，医师注册逐渐与人事管理捆绑在一起，越来越难以分开。如果放宽医师注册限制，是否会影响医院管理，卫生部内不同司（局）意见也不完全一致。

在这种背景下，原卫生部医政司出台《关于医师多点执业有关问题的通知》（卫医政发〔2009〕86号），探索医师多点执业试点。这份文件首次明确"医师多点执业"概念，把医师多点执业分成三种类型，分别对应政府意志、医疗机构意志和医师本人意志三个层次，并规定了开展多点执业医师的资质条件，如中级以上职称，最多可在3个地点执业等。

在当年，这是轰动全国的突破性文件。全国全系统看到了放开医师桎梏的希望，文件一下成了舆论焦点。从第二年开始，河南省能否参加医师多点执业试点就成为"两会"热点话题，人大代表、政协委员涉及卫生系统的提案和建议多半与此有关。每次只要有医师多点执业的消息传出，电台、电视台等媒体都要马上联系省卫生厅有无跟进。

卫生部在发文之初只选择了少数几个省份进行试点。虽然河南省卫生厅连续数年积极申请，主要领导多次专程进京陈述、请示，但卫生部考虑到试点工作刚开展可能存在隐性问题，而河南人口数量多，医疗卫生体量较大，稳妥起见，没有同意。

2010 年卫生部扩大试点省份数量，河南仍然没有入围。此时放开医师执业地点限制已成社会共识，大势所趋。

2011 年 7 月，在取得经验基础上，卫生部办公厅下发《关于扩大医师多点执业试点范围的通知》（卫办医政发〔2011〕95 号），正式在全国试点实行医师多点执业。原河南省卫生厅当即制定下发《河南省医师多点执业管理办法（试行）》，指定 4 个省辖市作为试点地区，第二年将试点区域扩大到全省所有省辖市，实现医师多点执业全省覆盖。

原卫生部非常注意观察试点效果，经常统计试点数据，了解三种多点执业方式办理人数情况，从上级医院下沉到基层有多少人，从公立医院到民营医院的有多少人，各界有何反应等。

党的十八大召开以后，医改逐步进入深水区，在盘点医疗资源下沉效果时，人们发现医师多点执业制度虽然已经全面实施，社会关注度大，但真正办理多点执业的医师数量却不多，属于叫好不叫座。究其原因，医师需要医院同意才能外出多点执业是政策瓶颈。如何破解这个瓶颈成了下一步要解决的问题。

此时随着"放管服"的实施，各级政府对行政许可管理的认识不断加深。原卫生部把握机会，着手研究突破方向。2016 年国家卫计委在一次内部研讨会上提出医师在一地注册，可以区域内自由执业的构想，"医师区域注册"概念横空出世。

实现医师区域注册最大的困难，是《执业医师法》规定医师必须在执业地点内执业，而执业地点的通识就是医疗机构。临时修改《执业医师法》又不现实。政策研究一时陷入困境，怎么办呢？

2016 年年底，在国家卫计委内部一份征求意见稿上，执业地点的概念悄然变成了"行政区划"，执业医师的执业地点是省域范围，执业助理医师的执业地点是县域范围。

这是一种伟大的创意，充分利用国家卫生行政管理部门对《执业医师法》的解释权，完美避开立法修法困境，达到了政策目的。此后的政策研讨再无实质障碍。

2017年2月28日，时任国家卫计委主任李斌签发了中华人民共和国国家卫生和计划生育委员会令第13号，即《医师执业注册管理办法》正式出台，在1个月后的4月1日正式生效，1999年7月16日卫生部公布的《医师执业注册暂行办法》同时废止。

新《医师执业注册管理办法》规定医师注册主要执业机构以后，无须出具主要执业机构意见，无须注册机关审批，可以在省域或县域范围内所有医疗机构自由办理执业备案，合法开展执业行为。标志着所有医师，无论是执业医师或是执业助理医师，无论是在公立医院还是民营医院，享有区域执业的天然权利。

此次国家卫健委废止医师多点执业相关文件，意味着"医师多点执业"作为医师执业政策发展中的阶段性成果，完成了历史使命，退出历史舞台，将作为里程碑永载史册。

从2009年到2017年连续9年时间里，卫生部先后改组为国家卫生和计划生育委员会、国家卫生健康委员会，管理医师的主管部门医政司先后改组为医政司与医管司、医政医管局，部领导、司（局）领导和主办处室领导先后更换，但医师执业政策改革脚步一直没有停歇。在国家卫健委医政医管局计划里，医师区域注册不是终点，而是新型电子证照制度的起点。

（2018-07-06）

医生高铁施救应定性为见义勇为

自古以来，见义勇为就是中华民族的传统美德。

2017 年修订的《中华人民共和国民法总则》第一百八十三、一百八十四条款对见义勇为的责任进行界定，被誉为"见义勇为条款"。

第一百八十三条：因保护他人民事权益使自己受到损害的，由侵权人承担民事责任，受益人可以给予适当补偿。没有侵权人、侵权人逃逸或者无力承担民事责任，受害人请求补偿的，受益人应当给予适当补偿。

第一百八十四条：因自愿实施紧急救助行为造成受助人损害的，救助人不承担民事责任。

"见义勇为"没有明确的法律概念，部分散在的地方法规有些许表述，如 2005 年《重庆市鼓励公民见义勇为条例》规定："见义勇为指不符特定职责的公民，为维护国家利益、社会公共利益和他人利益，置个人安危于不顾，挺身而出，与违法犯罪斗争的行为。"2007 年《山西省见义勇为人员保护和奖励条例》中称见义勇为是指"非因法定职责，为保护国家利益、公共利益和他人的人身、财产安全，挺身而出同违法犯罪行为作斗争和抢险、救灾、救人，事迹突出的行为"等。

对于"见义勇为"的构成要素，法律界形成基本认识：

1.见义勇为行为实施主体是自然人。所谓自然人，是指与法人相对的社会公民个体的统称。由于见义勇为行为是紧急情况下实施者根据主观判断后所采取的行为和行动，因此，无论是完全民事行为能力者、限制民事行为能力者、具有完全政治权利者抑或剥夺政治权利者，都不受影响。

2.见义勇为者必须实施了危难救助行为。所谓的危难救助行为，是指当国家、集体、社会、公民个人财产及公民个人生命安全遭到威胁之时，行为人实施了旨在降低损失或威胁的行为，进而产生了相应后果的一切行为。这种行为一般都是在危险的情况下出现，并且伴有较强的风险性。

3.行为人并不具备法律约定的义务。所谓法律约定的义务，是指行为人与救助对象之间存在法律规定的救助责任。如果行为人的行为客观上产生了救助效果，但是存在与救助对象的法律约定，那么这种行为就不能够算作见义勇为。换句话说，只有行为人的行为超越了法律约定的职责或不具备法律约定的救助义务以外，才能够成为见义勇为。

4.行为人主观存在维护公共利益或降低公共危害的意愿。原则上说，见义勇为行为要求行为者必须在主观上存在维护公共利益或降低公共危害的意愿，并且由此产生的行为，这种意愿必须带有正义感，才符合见义勇为的标准。即使行为者的行为客观上产生了上述结果，但是主观上仅仅是出于维护自身利益，那么也不能构成见义勇为。

医师施救定性为见义勇为最可能的障碍是有无"勇"，即医师是否甘冒风险去救人。

在医学上，危急情况下实施紧急救助行为本身就是一项存在巨大风险的行为，如对心搏骤停者实施心肺复苏、胸外按压很有可能造成患者胸骨骨折，而不进行急救又会贻误最佳抢救时机，4~6分钟后就可能造成患者脑部和其他人体重要器官组织不可逆的损害，甚至死亡。对于这些危在旦夕的情形，医师必须凭借勇气在短时间内做出取舍，并且患者病情不明，医师还可能遇到传染性疾病等健康侵害。

将医师施救定性为见义勇为，无疑能表示立法对见义勇为者充分的鼓励和支持，能够进一步帮助见义勇为者消除后顾之忧。

"健康所系，性命所托"是医生的道义。

《论语·为政》云："见义不为，无勇也。"

孟子云：道之所在，虽千万人吾往矣。

（2019-03-21）

献血是感性与理性的完美结合

最近到河南省红十字血液中心献血，在等待快速检测结果时，观察了其他献血的人群，发现基本上都是中青年人，从着装来看，农民工、营业员、公司白领、家庭主妇、学生、公务员等从事各种行业的人都有。大厅里人数或多或少，但人流一直不断，血站大厅登记、检测等几个窗口的工作人员始终保持着工作状态。咨询工作人员得知，血站每天献血人员有1 000余人，尚不包括几辆外出采血车的献血人次。

在感叹市民热心献血的同时，我在想来自不同地区、不同职业、不同年龄层次的人们能够共同做一件事，除了奉献爱心外，背后是否会有理性的共同因素？感性与理性所占比重各有多大？

按照义务献血的流程，献血者首先要经过初筛检查，初筛检查合格者，才能实施献血。献出的血液还要经过进一步检测，经检测合格的血液才能入库，作为手术输血使用。血站会用短信、微信等方式将血液检测结果告知献血者。

献血者的血液化验有：①血相对密度（血红蛋白）筛选；②血型正反测定；③肝功能检查（转氨酶）；④血液传染病检查：检查乙型肝炎病毒表面抗原、丙型肝炎病毒抗体、艾滋病病毒抗体、梅毒血清学检查等四项。这几项检查，如果在医院做，按照物价标准需要收费一二百元。献血者相当于做了免费体检。

按照《河南省无偿献血用血报销标准》有关规定，献血者有实质性的收益。

1. 献血者自献血之日起 5 年内，免费享用献血量 3 倍的血量，自献血之日起 5 年后至终生，免费享用献血量等量的血量。

献血量累计满 800 毫升的，10 年内免费享用所需血量，10 年后至终身免费享用献血量 3 倍的血量。

献血量累计满 1 000 毫升以上的，终生免费享用所需血量。

2. 献血者的家庭成员临床用血的，按献血量等量免费用血。同时，按照《中华人民共和国献血法》等有关规定，献血者还可有荣誉性的收益。

3. 由于所献血液可以用于治病救人，献血者可以得到付出爱心而精神满足的溢价。

那么实现上述的收益，需要付出什么呢?

只需要付出勇气和暂时用不到的血液，直接经济成本是 0 元。

按每次献血 400 毫升计算，每年献 2 次，不需 2 年时间，就可获得本人终身免费用血的收益。要知道每袋血价值 220 元呢，如果因严重贫血、车祸外伤、大型手术、血液疾病等用血，用血量可能很大，献血者可以节省大量血液费用。并且直系亲属（父母、夫妻、子女）可以享受与献血量等额的免费用血。献血达到 1 000 毫升后继续献血，等于再为家人提供一份保障。

对比社保，一般需要投保人连续投保十几年后，才能获取保险金，而且只保本人，并且一旦中断，可能需要重新计算投保时间。

对比商业医疗保险，每月都要付出一定的金额，如果中断，保险会终止。只保本人，且发生一定赔付后，保险也会终止，对投保人的年龄和身体条件都有一定要求。

而无偿献血者只要献一次血，就开始有收益。献的越多，收益越多。实质上相当于一种细分市场的低门槛、广覆盖的健康保险。

因此，有条件的话尽早开始义务献血，是理性的投资行为。

可能有人说，献血是义务的而用血要收费等，抗拒义务献血。价格这事儿自然有政府去解释。但是换个角度，加入义务献血队伍，上了车，实现本人终身免费用血，血液价格高低和我还有关系吗？血液价格只与不献血的人有关。

（2017-09-28）

启动重大公共卫生事件一级应急响应后普通公务员有没有必要取消休假上班

2020 年 1 月 25 日，河南省启动重大公共卫生事件一级应急响应，部分政府机构陆续取消春节假期恢复正常办公，相关工作人员在岗在位。

部分非医疗部门的普通公务员提出疑问，作为非专业人员，守着冷清的办公室，上班、下班反而增加了感染概率，这样做有没有必要？

当 2020 年 1 月 24 日，河南省卫健委宣布全系统取消春节休假，全力投入抗击疫情工作时，公众心理虽然意外，但也理解。因为医务人员虽然不是公务员，取消放假投入医疗工作是在履行职责。

但是普通公务员不是普通群众，公务员是为人民服务的公仆，群众可以休息，而政府启动一级响应后，公务员必须保障社会秩序正常运转，也是履职。

回顾在历次重大公共卫生事件里，非专业人员也可做很多事。党员干部尤其是救急赴难的先锋队。

不过重大公共卫生事件毕竟非比寻常，公务员在工作期间，应按照卫生健康部门要求，提高自我保护意识，在人群聚集场所都要戴口罩，不仅在公共交通工具内、商场内，也包括办公楼、会议室内，不要觉得丢面子，因为你不知道其他人都接触过什么。

两人谈话时保持 1 米以上的距离，尽量避免握手。勤洗手。在双方都戴口罩、距离合适的情况下，病毒传播概率非常小。

保护好自己，就是对家庭和社会负责，对党和人民负责。

医生与医生集团合作时应把握的原则

上周大学同学咨询我，有个医生集团找她合作，填申请表格，留联系方式，下载手机 APP，说有诊疗业务时会请她看病。她有点不放心，担心有政策上的障碍。我说医生集团出现的时间不短了，越来越多的医生慢慢熟悉、了解、参与，确实有必要展开聊一聊。

医生集团类型有很多种类，搞综合的、专科的，有做实体的，有做平台的等。总的来说是医生们自己抱团，或者有第三方帮助医生们抱团，在原单位以外获取更多的执业机会和回报。

医生加入医生集团后执业方式也很多，有做飞刀的，有开展在线咨询的……医生选择靠谱的医生集团合作，需要注意哪些关键点？

回答问题前，我先问个问题，医生以谁的名义看病？

肯定很多人会懵，患者挂医生的号，医生给患者看病开药做手术，难道不是冲着医生来的？我是找了一个假医生吗？或许有的医生也有同样疑问。

这话也对也不对。患者冲着医生的声望就诊没错，名医是医院的招牌也不假，但医生可不是以自己的名义执业。

医生在医疗机构内的执业活动属于职务行为。

我国《民法通则》第四十三条规定："企业法人对它的法定代表人和其他工作人员的经营活动，承担民事责任。"

第一百二十一条规定："国家机关或国家机关工作人员在执行职务中，侵犯公民、法人的合法权益造成损害的，应当承担民事责任。"

最高人民法院《关于贯彻执行〈中华人民共和国民事诉讼法〉若干问题的意见》第四十二条规定：法人或者其他组织的工作人员因职务行为或者授权行为发生的诉讼，该法人或其他组织为当事人。

医院是看病的地方，医生根据医院布置的工作看病就属于职务行为，医生行使职务行为造成损害的，本人不直接承担法律责任。

同样，《中华人民共和国侵权责任法》第五十四条也规定：患者在诊疗活动中受到损害，医疗机构及其医务人员有过错的，由医疗机构承担赔偿责任。

医生执业时只要保证是职务行为，就能避免承担很多法律责任，等于头上有把伞为你遮风挡雨。

所以一定要把握最重要的原则，就是严守职务行为，千万不能把职务行为搞成个人行为。

医师必须注意下面几点：

1. 医生执业行为必须得到授权。具体表现在医生只能在主要执业机构或执业备案机构中执业，注册即授权。多数医生集团没有医疗实体资质，无法以经营者名义保护医生。医生集团为医生联系到医疗机构多点执业时，要确保医生与新医疗机构有注册（备案）关系。

2. 执业行为与工作时间和工作地点一致。工作时间可以与注册医疗机构通过协议方式确定，工作地点就是有注册关系的医疗机构。

3. 以经营者的名义执业。确保是受注册所在医疗机构委托执业，即以医疗机构名义执业。任何时候都不能以医生自己的名义开展执业活动，脱离医疗机构平台就不受法律保护。

4. 执业行为与职务有联系。医院请医生来坐诊的，医生给患者看病是职务行为，假如在医院里帮患者修自行车，这与医生的本职工作无关，就不是职务行为。

国家鼓励医师多点执业。2017 年 4 月 1 日以后，医师注册方式由定点注册变化为"区域执业"，医生除了注册一个主要执业机构外，还可以在其他医疗机构办理执业备案，不需要出具原单位意见，也不需要当地卫健委审批。这是个很有利的政策，方便快捷，要妥善利用。

现在互联网 + 医疗方兴未艾，很多医疗机构和医生集团都推出用于网上诊疗的平台或手机 APP，从事线上诊疗活动，执业方式不同于传统面对面形式，但内在道理相同，做到上面几点，医生才能无后顾之忧。

医生应主动走下"神坛"，越快越好

近日某医生被害案舆情沸腾，同学同仁纷纷转发不同专家媒体的文章，从不同角度抒发感情。某医生已经被患者伤害死掉了，她既不是第一个，恐怕也不能保证是最后一个，假设本行业能进行深刻的反思，并进行相应的调整，避免或延缓下一个类似事件发生，使她的死发挥最大的价值，才是对她最隆重的纪念和尊重。

医生居神坛久矣，天下皆以为医生手托生死，泽被苍生，显神性而否人性，非但如此，连为人的资格都往往被剥夺。医生欲不受其累，必早下神坛，重拾人间烟火。往常医疗宣传定位多有不妥，现述其三：

一、忌自我膨胀

医学生入学都要宣誓"健康所系，性命所托……"似乎现代医学是人类健康的守护神，医生是人类的健康卫士责无旁贷。诚然现代人类平均寿命与古代相比有了飞跃，然而真正的原因，主要归功于现代公共卫生治理体系，例如普及洁净的饮用水、洗浴场所设备、水冲式厕所、粪便和垃圾集中处理系统等，并以此减少或杜绝大规模流行病带来的危害。

同时也应看到，以清朝为例，康熙有55名子女，其中28名夭折；

雍正 14 名子女，其中 9 名夭折；乾隆 27 名子女，夭折 12 名；嘉庆 15 名子女，夭折 7 名。皇家尚且如此，贫民百姓只会更惨。而现在最偏远穷困的县里，新生儿死亡率也远远低于清朝皇室。医学是各种科技在人类的集大成者，不可能脱离时代存在。工业革命以来经济发展、物质财富急剧增加，革命性科技发明不断，是人类抵抗疾病的重要基础。仅仅是保证儿童营养，就减低了很多疾病的发病率。

现代社会对健康的主要威胁已经从传染病转变为慢性病，对健康的影响因素取决于社会经济科技发展水平、家庭经济水平、家庭与患者的科学文化水平，患者的生活习惯，以及当地的医疗水平。

医生只是健康管理链条中的一环，不可妄自尊大，以一隅而争全功。

二、忌自我标榜

医学前辈曾言：德不近佛者不可以为医，才不近仙者不可以为医。此话用于自我鞭策未为不可，用于行业宣传则危害极大。我国有 300 多万医师，另有约百万乡村医生，近仙近佛者几何？大多数从业者不为仙佛，只想认真工作养家糊口而已。

"有时治愈，常常帮助，总是安慰"。这是长眠在纽约东北部的撒拉纳克湖畔的特鲁多医生的墓志铭——To Cure Sometimes，To Relieve Often，To Comfort Always。这话就很诚恳，既承认医学的不足，又表达出足够的温情。

用凌云之志要求燕雀，无法使燕雀成为鸿鹄，只白白承担了鸿鹄的责任罢了。

三、忌自我迷失

医疗卫生是服务，医院和医生是医疗服务提供者，患者花多少钱看病，就应当提供价值相当的医疗服务。患者花 1 000 元，就提供 1 000 元的服务；花 1 万元，就提供 1 万元的服务。医生和医院承担多少责任，应与患者出多少诊费相当。动不动就为患者生命健康全程负责，恰是混淆了责任主体。

缩小贫富待遇差距，是政府与医保部门的职责；维护患者健康，是社会、家庭与医疗行业共同的任务。首要责任主体是患者本身，愿意花多少钱买命，是患者自己的决定，同样由自己负责，而不是单体医院与个体医师的责任。

就好比送孩子上学受教育，没人能保证孩子一定能成才。家长更不能因为没成才要求学校承担责任。只要孩子成绩符合标准能毕业，学校就没事。

鲁迅在《呐喊》自序中写道：我觉得医学并非一件紧要事，凡是愚弱的国民，即使体格如何健全，如何茁壮，也只能做毫无意义的示众的材料和看客，病死多少是不必以为不幸的。

李诞说：人间不值得。

但爱人和家庭值得。

甘于奉献，大爱无疆，应从最亲密的人、从家庭做起。医师的爱不能温暖爱人，连小爱都做不到，何谈大爱，更何谈奉献。

曾经乙肝患者人数超过 1 亿，结果不查肝炎不谈肝炎成为"政治正确"。现在全国卫生系统职工近千万，每人照顾好家庭，每人影响关爱 10 个人，就能直接影响 1 亿 ~2 亿人，使他们成为卫生行业的支持者，医师权益就能得到保障。

某年朋友圈曾宣传一名医生，亲生父亲在本院做手术都未陪伴，却坚持为患者做心血管手术，这样的医师，你说"视患者如亲人"，患者会相信吗？敢相信吗？假如有人说这个医师为收回扣连亲爹都不顾，他委屈不？亏不亏？

走下"神坛"，越快越好，越早越主动，越慢越被动，"神坛"早晚会变成"祭坛"。

（2019-12-29）